吃對了一定不生病

原書名：家常食物巧治病

趙安民◎主編

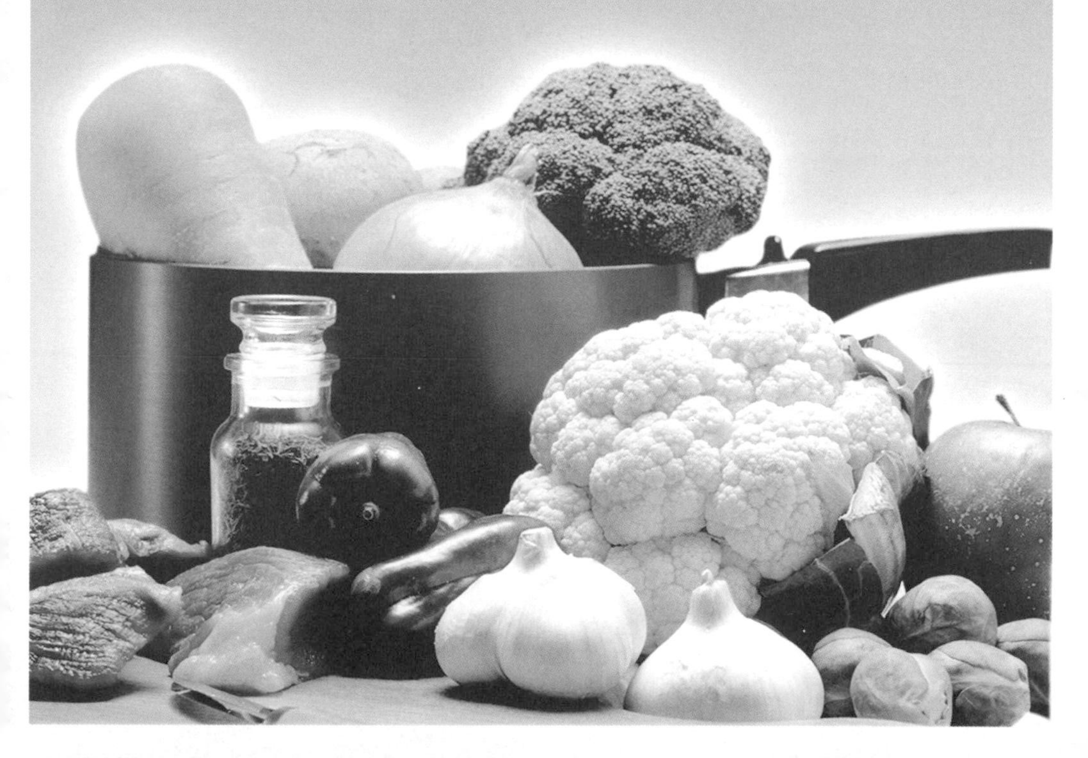

本書編委會

主　編　趙安民

副主編　劉正華

編　寫（按姓氏筆畫數爲序）

趙安民　劉正華

趙離原　張　濤

前言

自古認爲「藥食同源」。從某種程度而言，食物是沒有副作用的藥物，我國歷代醫家都很重視運用食物調治疾病，唐代著名醫學家孫思邈明確提出：「夫爲醫者當須先洞曉病源，知其所犯，以食治之，食療不癒，然後命藥。」因此，高明的醫生治病，首先重視食療，其次才是藥物治療；在藥源性疾病越來越多的今天，尤其應當重視食療的運用。

本書中「食物性能與應用概說」簡單介紹了人們在日常生活實踐中所知的食物的藥性經驗，食療方的配合應用原則，並歸納總結了食物應用禁忌。

本書主體內容爲食物性味與藥用驗方，按照「糧食」、「蔬菜」、「果品」、「畜肉」、「禽蛋」、「水產品」、「調味佐料」等7個類別，介紹了 180多種常用食物的性味、營養價值、藥用價值，並介紹這種食物的治病驗方具體用法以及使用注意事項。

作爲本書附篇的食物「保健與美容」內容，分別介紹了具有增壽、減肥、增肥、肌膚美白、美容、美髮、生髮、益智等保健與美容作用的食物驗方及運用方法。書後附錄以表格形式有「具有獨特保健作用的食物」，根據效用分為「聰耳」、「明目」、「生髮」、「潤髮」、「黑髮」、「生鬍鬚」、「健齒」、「減肥」、「增肥」、「美容」、「健腦益智」、「安神」、「提神」、「強壯體力」、「耐饑餓」、「增食欲」、「壯陽」、「養胎」等類別，歸納列出具有相應獨特保健作用的食物。

本書由趙安民提出策劃方案，聘請組織編寫人員，並負責全書統稿工作。「食物性能與應用概說」由趙安民撰寫，食物性味與藥用驗方內容由趙安民、劉正華、趙離原等中醫學院畢業的資深中醫專家分工編寫，保健與美容內容由張濤撰寫，附表由趙安民收集整理。在本書編寫過程中，北京中醫學院營養教研室盧長慶教授提出了許多寶貴意見，京華出版社編輯呂英及中國書店出版社陳連琦、白燕平等編輯曾給予多方建議，尤其是中國書籍出版社朱宇、景素奇、劉偉見、畢磊等，對此書的書名議定、篇章安排、內容刪改諸方面提出了寶貴意見，謹此致以真摯謝忱！

詩云：

疾病多由日積成，時時刻刻要經心；

飲食起居勤調節，身心內外保平衡。

每一個健康人應當重視日常飲食細節，須知飲食對於健康的影響

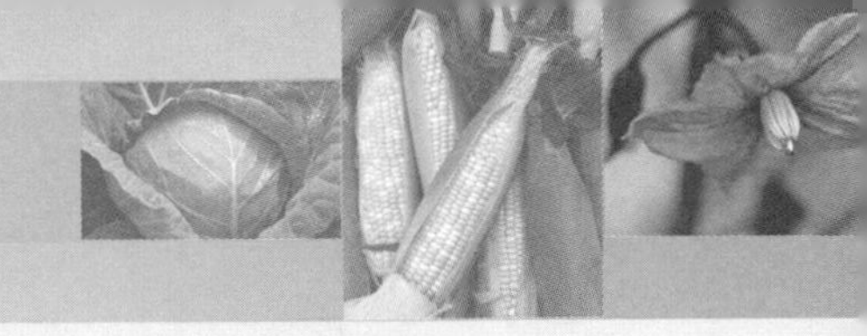

是何等重大。

又云：

病治三分養七分，移山抽絲要耐心；

飲食起居勤調養，病體也可復新生。

每一位疾病患者，都應當重視藥膳食療與食物調養。

飲食起居勤調養，病體也可復新生。

每一位疾病患者，都應當重視藥膳食療與食物調養。

家庭常備此書，日常隨時查用，不僅有助於合理安排飲食，吃得科學，保持健康；而且遇到常見輕微疾患，可據以查配食物驗方，驅除疾病；還可針對保健與美容的需要，查配使用相應藥膳驗方，獲得保健增壽與美容駐顏的獨特效果。

希望本書的出版對廣大讀者進行科學飲食、食養食療以及保健美容有所幫助。書中的失誤與缺點，若蒙讀者朋友不吝指正，以利今後修改完善，則不勝感謝。

趙安民

2006年4月於北京

目錄

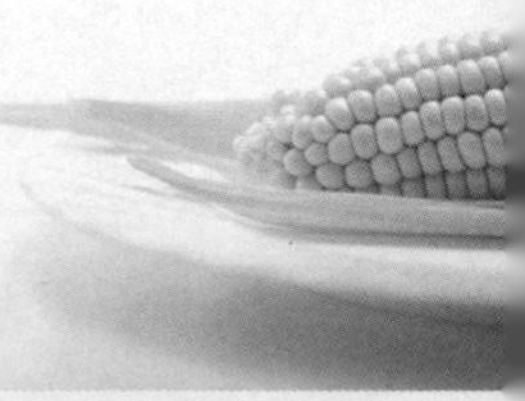

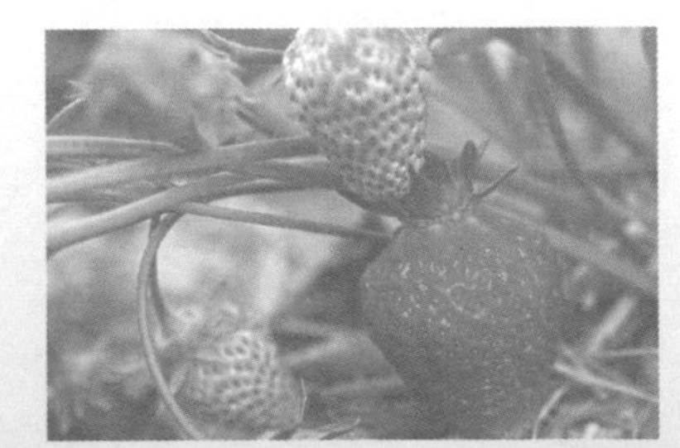

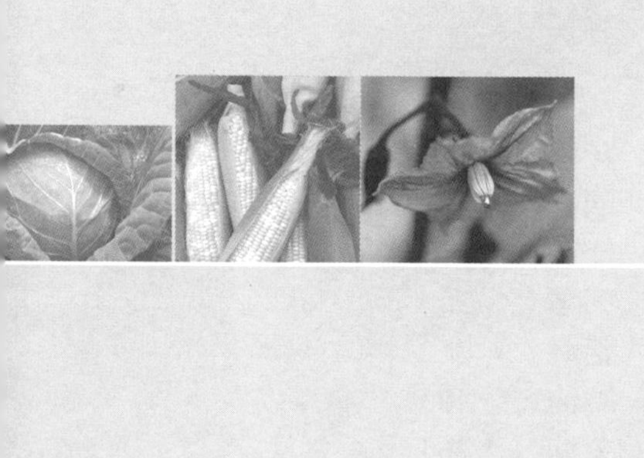

食物性能與應用概說

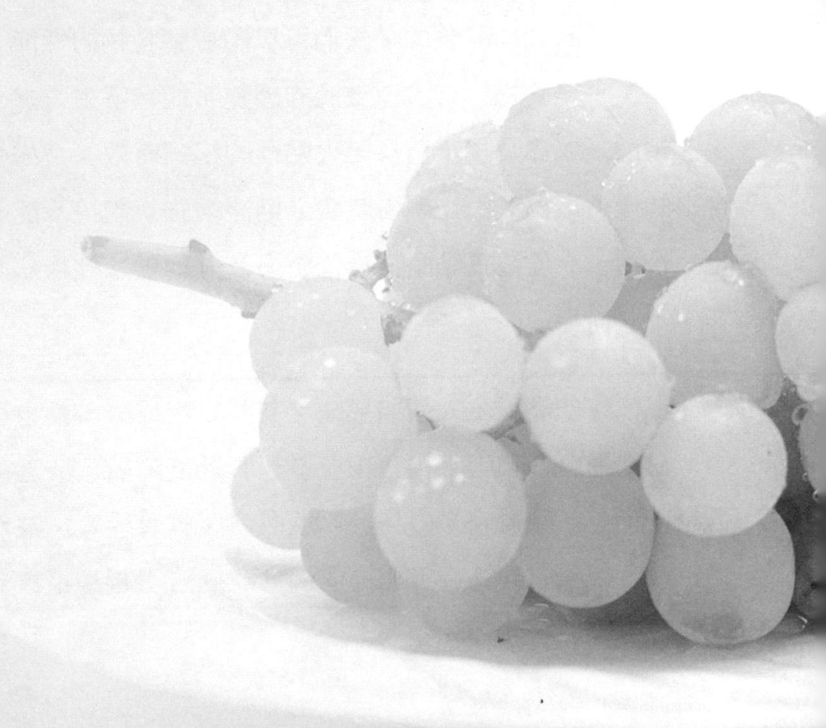

I 食物的藥性經驗

「藥食同源」、「藥食同理」，中醫用來治病的藥物，絕大多數是自然界的植物和動物。人們日常吃的食物，也幾乎是自然界的植物和動物。食物具有與藥物類似的性能，只不過食物的偏性（藥性）不如藥物那麼顯著。很多食物具有可食、可藥的雙重性，如山藥、桂皮、大棗、薏苡仁等，既是中醫常用的藥物，又是平日常吃的食物。

從日常飲食的經驗中，人們可以體會到食物的性能，比如，吃了西瓜、梨子等食物，有清涼滋潤的感覺，能夠解暑去熱，對發燒、口渴、煩躁、尿赤及咳吐黃痰等火熱性的疾病有效；又如盛夏時吃羊肉會引起燥熱煩渴，而在嚴冬時食之則能增強人體抗寒能力，對陽氣不足、怕冷、小便清長頻繁、疲倦乏力及其他虛寒性疾病有效，如此等等，不一而足。

現代醫學發現，人體如果缺乏某些食物成分，就會產生疾病。比如，缺乏蛋白質和碳水化合物會引起肝功能障礙；缺乏某些維生素會引起夜盲症、腳氣病、口腔炎、壞血病、軟骨症等；缺乏某些微量元素也會生病，如缺鈣會引起佝僂病，缺磷會引起神精衰弱，缺碘會引起甲狀腺腫，缺鐵會引起貧血，缺鋅和鉬則會引起身體發育不良等。而透過食物的全面配合，或有針對性地食用含有相對營養成分的食物，能夠預防或治療某些疾病，如食用動物肝臟預防夜盲症，食用海帶防治甲狀腺腫大，食用穀皮、麥麩防治腳氣病，食用水果和蔬菜預防壞血病。

有些食物具有某些特異性作用，可直接用於某些疾病的防治，如蔥白、生薑、豆豉、芫荽等可以防治感冒；大蒜能殺菌和抑制病毒，可防治呼吸道感染和腸道傳染病等；綠豆湯可防治中暑；荔枝可預防口腔炎和胃炎引起的口臭症狀；紅蘿蔔粥可預防頭暈；生山楂、紅茶、燕麥能夠降血脂，故可防治動脈硬化。近年來，人們還發現，玉米粥可預防心血管病；薏苡仁、大蒜、苦瓜、蘆筍、馬齒莧等有防癌、抗癌作用。

實踐證明，食物不僅具有營養、保健的價值，而且能夠預防和治療疾病。

2 食物的配合應用

食物類別多種多樣，每類食物所含營養成分各不相同。穀類食物主要含有糖類和一定的蛋白質，肉類食物主要含有蛋白質和脂肪，蔬菜、水果主要含有豐富的維生素和礦物質等等。飲食調配得均衡，人體就能得到全面適量的營養，以保持正常生長發育和健康長壽；如果飲食失當，就會影響健康甚至生病。

現代研究發現，把食物搭配食用，還可以提高其營養價值，例如，穀類和豆類配合，可以使其植物蛋白質營養值高於肉類。因此，適當地變換花樣是獲取全面適量營養素的最便利、可取的好方法。人們易犯的最嚴重飲食錯誤之一，就是喜歡吃同樣的飯菜。如果每日飲食單調重複，會影響人體健康甚至生病，《黃帝內經》記載：「多食鹹，則脈凝泣而變色；多食苦，則皮槁而髮拔；多食辛，則筋急而爪枯；多食酸，則肉胝脂而唇揭；多食甘，則骨痛而髮落，此五味之所傷也。」就是說明偏食對人體的危害。

將食物用於保健與防治疾病時，調配的方法尤爲重要，如同中藥的配合運用一樣，兩種以上的食物或食物與藥物配合應用時，配合間題就客觀存在了。簡而言之，食療方的配合，應遵循兩個基本原則，第一，配方要能有針對性地增強其藥性功能或便於其藥性功能的充分發揮，這是防治疾病的具體目標所決定的。第二，要能體現食療的特色，適量的調味料是必須的，配上它們，可以矯正、減輕或消除某些藥物或食物的不良氣味和不良作用，進而使食療膳食味美可口，提高食欲，促進消化吸收。例如，治療急性支氣管炎咳嗽，用鮮梨加冰糖燉水服，方中配用冰糖，既可助梨生津潤肺、清熱止咳，直接提高療效，同時又可作爲調味料，以增加甜味和色澤，使服用者感到味道甜美可口，增加食欲。因此，食物配合應依據具體情況加以周詳的考慮，吃得科學，吃出健康。

3 食物的應用禁忌

食物的應用禁忌，大體上可歸納為下列幾種情況，即時令禁忌、體質禁忌、病情禁忌、胎產禁忌、服藥禁忌、配伍禁忌、質變腐爛禁忌和偏食禁忌等。

(1) 時令禁忌：一年四季，氣候各不相同，人必須順應自然界的氣候變化而將飲食結構做相對的調整。春夏陽氣旺盛，萬物生機勃發，此時應儘量少吃溫燥發物，如羊肉等；秋季氣候乾燥，人們常常出現口舌乾燥、鼻易出血等現象，此時應儘量少吃辛香燥熱食物（應多吃含水分較多的水果等）；冬季寒冷，應少吃寒涼傷胃的食物（多進食溫熱性食物）。

(2) 體質禁忌：人的體素質各有差異，不同的體質（有陰虛、陽虛、痰濕、燥火等類型），有不同的飲食禁忌。如陰虛陽亢的人應少吃羊肉等溫熱發物；陽虛陰盛的人，特別是脾胃虛寒者應慎用或禁用冷飲、涼菜及寒涼性質的水果、蔬菜（如西瓜、梨、苦瓜等）。

(3) 病情禁忌：指患有某種疾病時，某些食物在患病期間不宜食用。如患瘡瘍或皮膚病者不宜吃公雞、鯉魚等發物及辛辣燥烈之品，病屬脾胃濕熱或肝膽濕熱者應忌吃肥肉、油煎食品和乳製品等滋膩礙胃食品，病屬陰虛熱盛者應忌吃辛辣動火之品，陽虛寒濕之症忌食生冷、寒涼之物。一般說來，患病期間，凡屬生冷的水果蔬菜、腥臭厚味之品及糯米等粘膩難以消化之物均應儘量避免食用。

(4) 胎產禁忌：婦女胎前產後，飲食應有所禁忌。妊娠期，由於胎兒生長發育的需要，機體的陰血相對不足，而陽氣相對偏於旺盛，因此凡屬辛熱溫燥之物不宜食用，因此有「產前宜涼」的說法；如果出現妊娠嘔吐現象，更應忌吃油膩、腥臭及不易消化的食物。產後，母體氣血均受到不同程度消耗與損傷，機體常呈虛寒狀態，同時還兼有瘀血內停，此時，凡屬寒涼、酸收、辛酸、發散耗氣之品均應禁食，因此說「產後宜溫」。

(5) 服藥禁忌：根據前輩中醫的經驗，在服用某些藥物期間，應禁忌某些食物，以免影響藥物療效或產生對病體不利的其他情況。如服用人參時忌吃蘿蔔，服用半夏、菖蒲時忌吃羊肉，服用靈仙時忌吃蜂蜜，服用荊芥時忌吃魚蝦蟹類食物，服土茯苓應忌茶葉等等。

(6) 食物之間配伍禁忌：有些食物不宜配合在一起食用，歷代文獻有許多這方面的記載，如鯽魚忌豬肝、柿子忌螃蟹、鱉龜忌莧菜、蔥忌蜂蜜、銀耳等，但這些記載經驗性成分較多，是否科學可靠，有待研究證實。

(7) 質變腐爛禁忌：食物必須乾淨衛生，無變腐爛，否則不能食用。如霉爛或發芽的土豆中含有龍葵鹹，食後極易引起中毒，故應忌食。還有一些食物，如鮮魚、鮮肉、鮮蛋等，久置容易變質變味，應儘量食用新鮮品。

(8) 偏食禁忌：食物品類繁多，性味各異，各有偏性，配食時應注意品種多樣化，使人體得到全面均衡的營養，否則，如果長期偏食某種食物，則易引起某種營養過剩而其他營養缺乏的弊端，兒童偏食則會引起營養不良，影響生長發育。俗話說：「肉生痰、魚生火。」如經常大量吃肉易使人發胖、多痰，偏食魚易使人生內火，這就是偏食的危害。

膳食看藥性

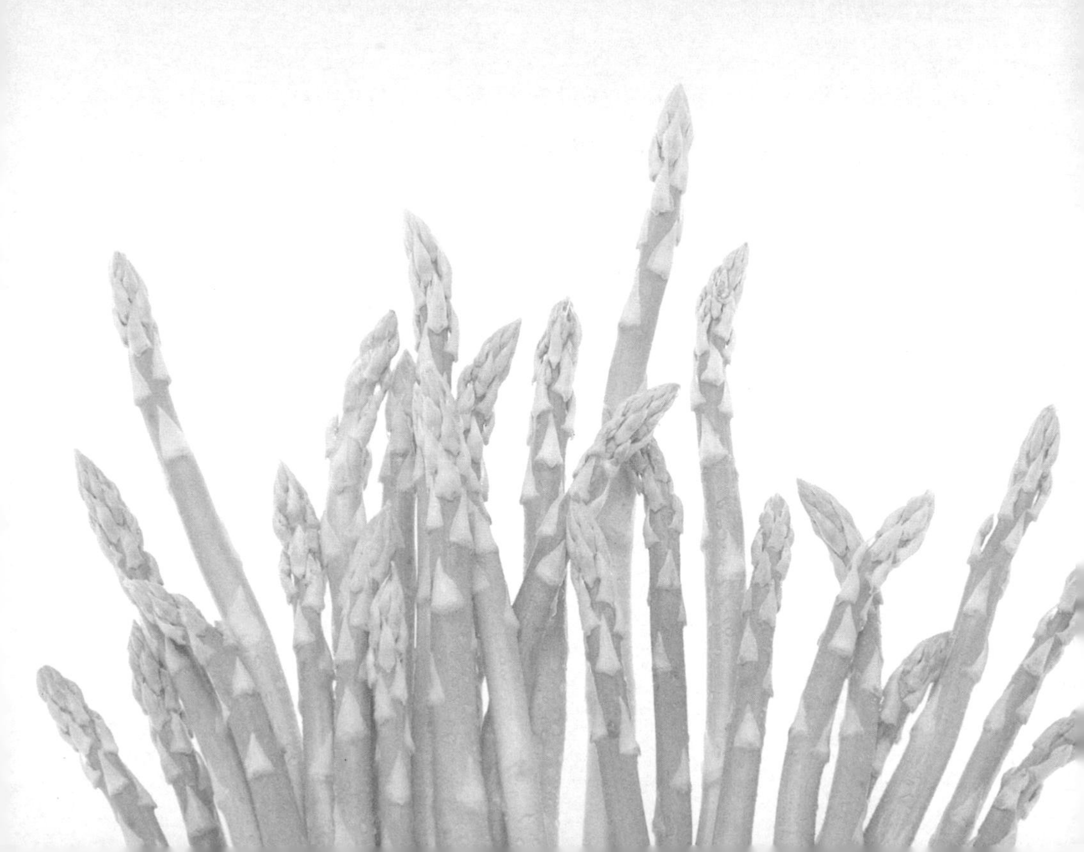

I 糧食

(一) 穀類

粳米

【功效與應用】

粳米又稱大米、笣米。味甘，性平。具有健脾胃、補中氣、養陰生津、除煩止渴、堅腸止瀉等作用。可用於脾胃虛弱、霍亂吐瀉、煩渴、營養不良、病後體弱等病症。現代研究顯示，粳米含有人體日常必須的澱粉、蛋白質、脂肪、維生素等物質，可作爲主食以提供人體日常所需的營養、熱量。用粳米煮粥來養生延年已有2000多年歷史。粳米能增強人體體質、抵禦病邪，被譽爲資生化育神丹。

【應用實例】

1.嬰兒吐奶（脾胃虛弱）、產婦虛弱、泄瀉後脾胃虛弱、霍亂吐瀉：粳米20克，炒焦，加水適量，燒開，飲湯食米。

2.發燒後津傷煩渴、小便短少，或泄瀉後腸胃虛弱、胃納不佳或大便溏薄者：粳米50克，水750毫升，加少許食鹽，生油10滴，煮成糊狀，連食3~5天。

3.病人、產婦，或身體虛弱者：①以粳米煮飯，當米爛而未烘乾前，取其面上的濃米湯飲之。②或以粳米加水煮成稀粥，早晨服食，對消化力薄弱的人最適宜。

4.自汗不止、嬰兒皮膚紅赤、癬瘡：生粳米，研成細粉，敷在皮膚上。

5.食物中毒、服藥過量或衄血、吐血：①淘洗粳米第二次濾出的米泔水，燒開，溫服，每次100~200毫升，1日2~3次，病癒即止。②大米研細後，用開水泡成糊狀，灌服或鼻飼，可治赤痢燥熱或食物中毒。

【注意事項】

糙米中的蛋白質、脂肪、維生素含量都比精白米多，糙米表面的厚厚米糠層的粗纖維分子，有助於胃腸蠕動，對胃病、便秘、痔瘡等消化道疾病有一定治療效果。近年來，一些國家已把食用糙米當作保健防病的一種方式。所以我們日常不要只吃精米，應當適量吃些糙米。

糯米

【功效與應用】

糯米又名元米、江米。味甘，性溫。有補中益氣、養胃健脾、固表止汗、止瀉、安胎、解毒發瘡等功效。可用於虛寒性胃痛、胃及十二指腸潰瘍、糖尿病消渴多尿、氣虛自汗、脾虛泄瀉、妊娠胎動、痘疹癰癤諸瘡等病。糯米中含有蛋白質、脂肪、糖類、鈣、磷、鐵、維生素(B_1、B_2)、多量澱粉等營養成分，可煮粥、釀酒，常食之對人體有滋補作用。

【應用實例】

1.胃寒痛、胃及十二指腸潰瘍：糯米、紅棗各取適量，加水煮粥食用。

2.脾虛久瀉、便溏少食：①糯米500克，水浸一宿，瀝乾，以小火炒熟，加山藥50克，共研細末，每晨取15~30克，加紅糖（或白糖）適量，胡椒少許，以沸水調服。②用糯米、山藥（還可加蓮子、紅棗）煮粥，熟後加適量白糖食用。

3.自汗不止：糯米、小麥麩等量，同炒，研爲細末，每次9克，米湯送下，或煮豬肉粘末而食，每日3次。

4.妊娠胎動、腹痛或胎漏下血：糯米10克，黃芪30克，川芎30克，煎水適量，去渣，分3次溫服，不拘時候。

5.產後痢疾、惡露不淨、少腹隱痛等症：糯米120克，炒黃，加紅糖60克，分3～4次開水沖服；或在上述糯米紅糖湯中加生薑末30克，同煎服。

6.虛勞不足諸症：糯米適量，灌入鮮豬肚內蒸熟，天天食之。

【注意事項】

1.現代常用於消化性潰瘍，但用量不宜太大，以免粘滯難化，反而傷胃。

2.糯米性極粘膩，若做稠飯或糕餅食之過多，難以消化，尤其消化不良患者忌食之，日常可採用煮粥作稀飯或釀酒的形式食用。

粟米

【功效與應用】

粟米又名小米。味甘、鹹，性涼。具有健脾和胃、益腎、除熱、解毒等功效。可用於脾胃虛弱；食不消化、嘔吐反胃、泄瀉、胃熱消渴、產後體弱等；外用還可以治赤丹及燙、火灼傷等。現代研究顯示，粟米含蛋白質及脂肪量較多，蛋白質中含多量谷氨酸、丙氨酸和蛋氨酸，有較好的補益作用。小米粥爲北方產婦多服，亦是嬰幼兒的良好食品。

【應用實例】

1.脾胃氣弱、食不消化、嘔吐反胃：粟米250克，研爲粉末，加水拌和，捻成梧桐子大小的丸子，煮熟，加鹽少許，空腹和湯呑服，連食3~7天。

2.脾胃虛熱、食少口渴，或產後體弱：粟米適量，加水煮粥食用，有養腸胃、止渴作用，若加紅糖食用，對產後有補益作用。

3.脾虛泄瀉或氣血不足的體虛者：粟米30克，山藥15克，大棗5枚，煮粥食用。

4.小兒消化不良、小兒厭食：粟米、山藥各取適量，共研細末，煮成糊糊，加適量白糖食用。

【注意事項】

粟米不宜與杏仁同食，否則令人嘔吐、腹瀉。

附：黃金粉粟芽

小米煮的焦飯鍋巴，又名黃金粉，性味甘平，能補中益氣，健脾消食，止泄。

發芽的粟米稱爲粟芽，內含澱粉酶、維生素B、澱粉、蛋白質等，有良好的助消化作用，可晾乾研末服用。

鍋焦

【功效與應用】

鍋焦就是燒乾飯時貼鍋部分所起的焦脆鍋巴，以質酥脆、色焦黃、不糊黑者爲佳，味甘苦，性平。具有補中益氣、運脾消食、止泄瀉的作用。可用於老幼脾虛，水穀不化之泄瀉，小兒食積。

【應用實例】

1.小兒積食、厭食：鍋焦（炒黃）150克、神曲（炒）12克，砂仁(炒)6克，山楂（蒸）12克，蓮肉（去心蒸）12克，雞內金（炒)3克，共研爲細末；粳米300克炒熟至香，研成細末；白糖500克；將上3種粉末混勻，加水適量熬濃汁，用模具壓榨成方塊或大顆粒。讓患兒隨時嚼食。

2.老年或小兒脾虛久瀉不癒：鍋焦（炒黃）120克，蓮肉（去心蒸）120克，共研成細末。每次3~5匙，鮮開水調勻，白糖調味，飯後半小時服食，每日3次。

小麥

【功效與應用】

小麥又名淮小麥。味甘，性涼。具有一定的養心、益腎、除熱、止渴、通淋、止瀉的作用。可用以調治臟燥、心悸失眠、煩熱、消渴、泄痢、癰腫、老人淋病等等。現代研究發現，麥麩皮中含有豐富的維生素B_1和蛋白質，有和緩神經的功能，可治腳氣病及末梢神經炎；小麥胚芽油中含有豐富維生素E，可抗老防衰，宜老年人食用；浮小麥（未成熟的嫩麥，淘洗時飄浮於水面）有鎮靜、止盜汗、虛汗、生津液、養心氣的功效，可用於治療虛熱多汗、盜汗、口乾舌燥、心煩失眠等症。

【應用實例】

1.心悸失眠：小麥50克，甘草9克，百合15克，生地18克，大棗10枚，生龍骨18克（先煎），水煎服，每日一劑。

2.慢性泄瀉：小麥粉炒熟（焦黃），溫水調服，每次一湯匙，每日2次，連服2～3週。小麥、糯米等量共炒黃，研碎，大棗去核乾燥研碎，混勻，開水調服，每次25～50克；1日1～2次，連食1～3週。

3.全身浮腫：小麥麩50克（炒黃），加適量紅糖拌和，用大棗煮湯沖服，1日2次。

4.治療外科感染：取陳小麥2斤，加水3斤，浸泡3天後搗爛，過濾，去渣，取沈澱物曬乾，小火炒至焦黃研細。臨用時加醋適量調成糊狀，外敷瘡癤、丹毒等患處，每日2次；已潰者敷瘡口四周。

5.治小兒口腔炎：取小麥粉燒灰2份，冰片1份，混合研細，吹在患兒口瘡面，每天2～3次，連用3～5天。

【注意事項】

小麥能壅氣作渴，故氣滯口渴、濕熱粘滯患者少吃。

薏米

【功效與應用】

薏米又名薏苡仁、苡米、來仁等。味甘淡，性涼。具有利水滲濕、健脾止瀉、除痹、排膿等功效。可治療泄瀉、濕痹、水腫、腸癰、肺癰、淋濁、白帶等病症；還可美容健膚、治扁平疣等。現代研究發現有解熱、鎮靜、鎮痛、抑制骨骼肌收縮的作用，臨床上常用來治療慢性腸炎、闌尾炎、風濕性關節痛、尿路感染等症；還有抗癌作用，故國內外均以薏苡仁煮粥食，用作防治癌症的輔助性食療。

【應用實例】

1.脾虛泄瀉：薏米炒黃，研粉爲末，同粳米煮粥，每天食之。或薏米、白扁豆各30克，同煎服。

2.水腫喘急：郁李仁50克研末，以水濾汁，加薏米煮飯，每天吃2次。

3.腸癰：薏米100克，附子20克，敗醬50克，上3味研爲末，以水500毫升煎減半，頓服，小便當下。或以苡米120克，牡丹皮、桃仁各50克，冬瓜仁100克，共煎取汁分2次服，連食2～4天。

4.扁平疣、雀斑、痤瘡、濕疹等：苡米50克，百合10克，加水適量共煮，開鍋後改微火煮，1小時即成，可加糖或蜂蜜調食，連食1～3個月。

【注意事項】

1.大便燥結、滑精、孕婦，及精液不足、小便多者不宜服用。

2.除治腹瀉用炒薏仁外，其他均用生薏米入藥。因爲薏米營養豐富，所以常用於久病體虛，病後恢復期。是老人、兒童較好的藥用食物。

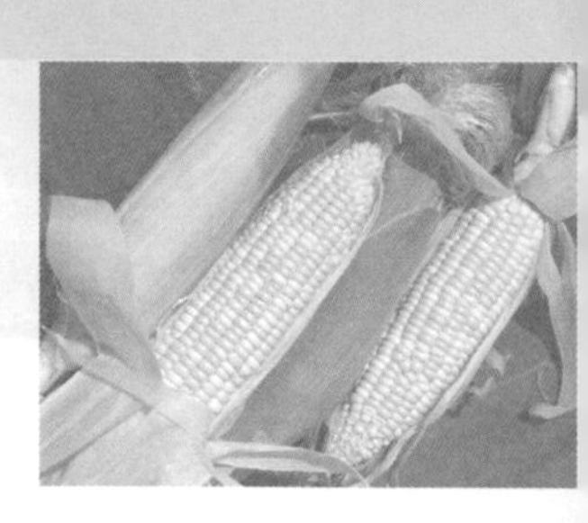

玉米

【功效與應用】

玉米又名苞米、玉蜀黍。味甘，性平。具有調中和胃、利尿排石、降脂、降壓、降血糖等作用。可用於治療尿路結石或慢性腎炎水腫、高血壓、高血脂症、糖尿病、水腫、小便不利等。現代研究證明，玉米油含不飽和脂肪酸，是膽固醇吸收的抑制劑：玉米鬚含維生素K、穀固醇、木聚糖、葡萄糖、有機酸等，有利尿、降壓、促進膽汁分泌、增加血中凝血酶原和加速血液凝固等作用；玉米中含大量維生素B群，能增食欲、健脾胃。

【應用實例】

1.尿路結石或慢性腎炎水腫：玉米1份，水3份，煎湯代茶或同玉米鬚煎服。

2.高血壓、高血脂症：玉米油烹茶或玉米鬚煎湯代茶。

3.糖尿病：玉米500克，1日分4次煎服。

4.小便不利、水腫：玉米粉90克，山藥60克，加水煮粥食之。

【注意事項】

1.脾胃虛弱者，食後易腹瀉，忌食之。

2.利尿以玉米鬚為佳，降脂作用以玉米油為佳。

蕎麥

【功效與應用】

蕎麥又名烏麥、花蕎、甜蕎、蕎子，俗稱淨腸草。味甘，性涼具有下氣消積、止帶濁、消瘰癘的作用。可用於慢性泄瀉、腸胃積滯、赤白帶下、瘰癘等病症。現代研究發現，蕎麥全草中，尤其在秧葉中含多量蘆丁，煮水常服可預防高血壓引起腦溢血，對外傷出血有止血作用。

【應用實例】

1.消化不良、腹脹食滯或慢性泄瀉：蕎麥粉60克，用沸水調成稀糊；黃芽白菜60克，水發香菇30克分別洗淨切成細絲；燒鍋上火，下麻油15克，將黃芽白菜、水發香菇略炒，加清水、鹽、味精等燒開，將蕎麥糊用竹筷撥入鍋內，煮至熟透即可，日分2次食，連食3～7天。

2.瘰癘：蕎麥（炒、去殼）、海藻、白僵蠶等分爲末，白梅浸湯，取肉減半，調和做成綠豆大的丸粒，每次服六、七十丸，飯後或臨睡時米湯送服。

【注意事項】

1.脾胃虛寒者忌用；不可與平胃散及礬同食。

2.蕎麥對皮膚可產生某些刺激，花中含有紅色熒光色素，對某些人可引起各種過敏症狀，故皮膚過敏者忌食。

3.蕎麥的蛋白質中缺少精氨酸、酪氨酸，而牛奶中富含此兩種氨基酸，故二者搭配食用爲好。

(二) 豆類

黃豆

【功效與應用】

黃豆即黃大豆，味甘，性平。具有健脾益氣寬中、潤燥消水等作用。可用於脾氣虛弱、消化不良、疳積瀉痢、腹脹羸瘦、妊娠中毒、瘡癰腫毒、外傷出血等症。黃豆中含膽固醇少又富含皀草甙這種維生素，它有減少體內膽固醇的作用；黃豆中所含鈣、磷對預防幼兒佝僂病、老年人易患的骨質脫鈣及神經衰弱和體虛者很適宜；其中所含的鐵，不僅量多，且容易被人體吸收，對生長發育的小孩及缺鐵性貧血病人很有益處；黃豆經加工可製做出很多豆製品，是高血壓、動脈硬化、心臟病等心血管病人的有益食品。

【應用實例】

1.脾虛食少、乏力消瘦、消化不良及血虛委黃等症：①治食少、乏力、肢腫，黃豆可熟食或磨豆漿煮沸飲用；亦可與花生炒熟研末，加白糖混合均勻，每次嚼服30~60克，米湯或溫開水送服。②治血虛面色委黃、唇甲蒼白等症，用炒黃豆60克，配煅皂礬30克，共研爲細末，以大棗煎湯製成丸劑，每次服10克，1日2次，可改善血虛症狀。

2.單純消化不良：黃豆500克，血藤1000克，血藤煮取汁，與黃豆汁混合煮沸20分鐘後濃縮去渣，烘乾研粉備用。幼兒日服4次，1次0.5克，溫開水沖服。

3.便秘，尤其習慣性便秘：黃豆皮200克，水煎分3次服，每日1劑。

4.療毒瘡瘍、鹽滷中毒等症：①治療毒瘡瘍，取生黃豆加水浸泡至軟，加鮮馬齒莧、白礬少許搗爛外敷，尤適於療毒。②若治鹽鹵中毒，用大量生黃豆加水研磨飲服，或加生綠豆一同磨末服用。

【注意事項】

1.黃豆炒食或煮食過多，可能引起腹脹氣，而食用黃豆加工製做而成的各種豆製品則可避免之。

2.黃豆富含蛋白質，且所含氨基酸較全，尤其富含賴氨酸，正好補充了穀類賴氨酸不足的缺陷，故國人一向以穀豆混食，使蛋白質互補，此爲科學的膳食方法。

附：黃豆芽

黃豆芽爲黃豆浸水長出的嫩芽，味甘、性寒，可以清熱、利濕、通脈、去疣，可用於暑濕、濕溫、發燒、身重、胸悶、濕痹、水腫等。

1.預防或治療懷孕期高血壓：黃豆芽水煮三、四小時，取湯溫服，連續數次。

2.防治矽肺：黃豆芽250克，豬血250克，煮湯，常食之。

3.春天維生素容易缺乏，多吃黃豆芽可以預防陰囊炎、舌炎、口角炎等疾病的發生。

注意：製作時，生芽時間不可過長，烹調時，要加少量的醋，以防止維生素的破壞。

黑豆

【功效與應用】

黑豆又叫黑大豆、烏豆。味甘，性平。具有補腎、活血、利水、祛風、解毒等作用。可用於水腫脹滿、風毒腳氣、黃疸浮腫、風痹筋攣、產後風痉、口禁、癰腫瘡毒、藥物中毒等。黑豆皮則養血平肝、除熱止汗效果較好。

【應用實例】

1.月經失調：黑豆50克炒熟研末，蘇木12克，加水同煎，加紅糖服用。若治婦女經閉，可用黑豆30克，紅花6克，水煎2次分服，沖紅糖，每日一劑溫服，連服至經行後停止。

2.妊娠腰痛：黑豆1升，酒3升，煮取七合（約700毫升），空腹飲汁。

3.產後血虛眩暈、惡露不盡：黑豆炒熟研末，每次30～60克，水煎，沖紅糖飲服，連飲2～3週。

4.幼兒胎熱、目赤煩啼：黑豆6克，燈芯草、淡竹葉各0.5克，甘草3克，水煎服。

5.風毒濕爛，熱毒瘡瘍，各種藥毒、食毒：①黑豆30克，甘草6克，煎湯適量，分2次飲服，服飲數日。②若治斑蝥中毒，可用黑大豆，煮濃汁飲服，又可解草烏、附子中毒。

【注意事項】

黑豆質硬不易消化，納呆消化不良者不宜多食。

豆腐漿

【功效與應用】

豆腐漿是黃豆或黑豆以水浸泡後帶水磨碎，濾去渣，入鍋煮沸而成，原汁質濃者名豆奶，加水稀釋者名豆漿。其味甘，性平具有補虛潤燥、清肺化痰的作用。可用於虛勞咳嗽、痰火哮喘、便秘、淋濁等症。現代研究證明，豆腐漿與動物蛋白食品合用，可提高蛋白質的吸收率；豆腐漿是鹼性食品，對肉類、米飯、麵包等酸性食品有中和作用，有助於消化吸收和預防老年病；另外它還有助於幼兒大腦皮層等中樞神經組織的發育，促進兒童牙齒蛋白質組織的生長，並能使兒童少生齲齒；豆腐漿還可以使人的淋巴系統活躍，以增強人體的免疫力；長期飲用豆腐漿可以預防貧血、低血壓、血小板減少等疾病，對孕婦還有促進泌乳的作用，每天適用量爲：成人200～400毫升，兒童200毫升。

【應用實例】

1.各種虛症：豆漿1碗，大米3兩，加水共煮成粥，加白糖適量服食。

2.痰火喘咳：豆腐漿1碗，加飴糖15克，煮沸空腹食飲。

3.體虛久咳：生雞蛋1個，打在碗中，以滾沸的濃豆漿沖入碗內，調白糖食用。

4.熱淋，小便黃、少、熱、痛：用豆漿1碗，沖泡六一散（滑石粉6份，甘草1份）飲用。

豆腐

【功效與應用】

豆腐味甘、性涼。具有益氣和中、生津潤燥、清熱解毒、催乳等作用。可用於氣血不足、消渴、赤眼、休息痢、硫黃或酒精中毒等，對肺熱痰黃、咽痛、胃熱口臭、便秘者較適宜。水土不服而遍身作癢、生皮疹，每天食豆腐，可協助適應水土。

【應用實例】

1.氣血不足、食少、乏力、畏冷：豆腐、羊肉、蝦、生薑切片，各適量，先煮羊肉及蝦，加薑、蔥、鹽調味，後入豆腐，肉熟後食用。

2.產後乳少：豆腐250克，紅糖100克，水煎，待紅糖溶解後加米酒50克，一次服完，連服5天。

3.幼兒夏季發燒不退、口渴飲水多：豆腐500克，黃瓜250克，煮湯代茶飲。

4.幼兒麻疹出齊後餘熱未清者：豆腐250克、鯽魚兩條，煮湯喝。

【注意事項】

1.療瘡病患者忌食。

2.過食豆腐有腹脹、噁心等反應，吃蘿蔔可解之。

蠶豆

【功效與應用】

蠶豆又名胡豆。味甘，性平。具有健脾利濕作用。可用於膈食、水腫等病症。據近代研究證明，蠶豆有降低膽固醇作用，對動脈硬化的治療有輔助作用，外用能夠袪濕，可治濕疹等皮膚病。蠶豆的葉、梗、莢殼均含D一甘油酸，它的葉可治肺結核出血、消化道出血、外傷出血；其花有涼血、止血之功，可治咳血、衄血、帶下、高血壓；其莖可止血、止瀉，治各種內出血；其種皮有利尿滲濕作用，可治水腫腳氣，小便不利。

【應用實例】

1.水腫：①蠶豆120克，浸透去水（或鮮蠶豆250克），加黃牛肉500克，文火燉熟，加適量調味料，做菜肴食，經常食用，可治各種水腫。②若治脾虛水腫或慢性腎炎水腫，可取陳蠶豆120克，紅糖適量，加水5茶杯，以小火煎至1茶杯，分2次食豆飲水，溫服，連食5～7日。

2.神疲乏力、消瘦、納少、便溏等症：蠶豆60克，磨粉，炒熟，加紅糖適量，開水沖調，日日飲服。此方亦可作爲噎嗝反胃輔助療法。

3.禿瘡：①鮮蠶豆，或乾豆泡浸後，搗如泥，塗瘡上，乾即換之。②若治小兒頭部濕疹，用蠶豆種皮炒焦，研爲細粉，麻油調敷，每日換1次。

【注意事項】

1.老蠶豆多食易腹脹，需煮爛食用。

2.少數人食入過量蠶豆後，會發生急性溶血性貧血（蠶豆黃病），有過敏體質者忌食。先煎，去水後煮、炒食，或經多次浸泡後再煮食，可避免發病。

【附注】

蠶豆黃病是一種急性溶血性貧血，多見於大量進食新鮮蠶豆或接觸蠶豆粉以後，兒童多於成人。臨床表現多呈急性發作、突然發燒、畏寒、軟弱乏力、頭昏、頭痛、全身酸痛（特別是腰痛）、噁心、厭食等，數小時內出現黃疸、貧血，尿色深黃或至醬色（血紅蛋白尿）。輕者，停食蠶豆後，數日內可自行好轉；重者以腎上腺皮質激素和輸血治療。

豌豆

【功效與應用】

豌豆又名寒豆、青豆。味甘，性平。具有補中益氣、下氣、利小便、解瘡毒等作用。可用於中氣不足、氣血虧虛、消渴、霍亂轉筋、腳氣、癰腫等病症。其嫩豆，糖尿病患者可常食之，還可增加產婦哺乳期奶量；其嫩苗，有清熱利尿之功。

【應用實例】

1.中氣不足：豌豆50克，搗去皮，同羊肉適量煮食。

2.氣虛血虧，尿少：豌豆60克，粳米60克，煮粥食用。

3.糖尿病：青豌豆煮熟淡食，或用嫩豌豆苗，搗爛絞汁，每次飲服半杯，1日2次。

4.霍亂轉筋：豌豆200克，香薷90克，水煎服。

綠豆

【功效與應用】

綠豆又名青小豆。味甘，性涼。具有清熱解毒、清暑、利水等功效。可用於暑熱煩渴、水腫、瀉痢、丹毒、癰腫等症，還可用於解熱藥毒。綠豆清熱之力在皮，解毒之功在肉。近年發現能解斑蝥中毒，對敵敵畏、有機磷農藥中毒也有輔助治療效果；常服綠豆湯和茶葉對於接觸有毒、有害化學物質（包括氣體）而中毒有一定的防治效果。綠豆湯是家庭常備的夏季清暑飲料。

【應用實例】

1.暑熱：綠豆淘淨，下鍋加水，以大火煮沸10分鐘，待湯冷後飲用（注意不能久煮）。又綠豆100克，金銀花30克，水煎服，用於夏天預防中暑。

2.濕疹，皮膚搔癢：綠豆、海帶（或海藻）、雲香（臭草），各取適量，水煎，加紅糖服飲。

3.小便疼痛，小便頻數：綠豆芽50克，搗爛絞汁，加適量白糖沖服。

4.黃藥子等植物中毒：將綠豆砸碎，放入鍋中煮20分鐘，取汁服用。

【注意事項】

1.素體虛寒者不宜過食或久食。

2.脾胃虛寒、大便滑泄者忌食。

3.進溫補藥同時一般不宜飲服綠豆，以免減低溫補藥作用。

附：綠豆芽

綠豆芽又名豆芽菜、銀針菜，味甘，性寒，具有清熱解毒、利小便功效，可用於：

1.熱毒壅盛口渴、煩躁、大小便不利等症或酒醉後：綠豆芽200克，清水洗淨，摘去根鬚，沸水燙後，涼拌食用。

2.小便赤熱短少、口渴、舌尖紅，脈數等症：取鮮綠豆芽500克絞汁，加白糖適量，頻飲代茶，可達清熱導赤之功。

3.綠豆經浸發後增加了維生素C的含量，平時有心胸煩悶或肝氣鬱滯者食之宜。

由於綠豆芽性寒，脾胃虛寒之人不宜久食。

刀豆

【功效與應用】

刀豆又名挾劍豆、刀巴豆、馬刀豆等。味甘，性溫。具有溫中下氣、益腎補元功效。可用於虛寒呃逆、嘔吐、腹脹、腎虛腰痛、喘咳、疝氣等症。刀豆成熟的種子為止呃良藥。刀豆有維持人體正常代謝功能，提高人體內多種_的活性度，增強抗病力，預防齲齒等作用；對人體有很好的鎮靜作用，可以增強大腦皮質的抑制過程，使神志清晰，精力充沛；具有抗腫瘤作用，可使腫瘤細胞重新恢復到正常細胞的生長狀態。

【應用實例】

1.虛寒呃逆、嘔吐：老熟刀豆子50克，煎服；或以刀豆殼燒存性，研末，每次6～10克，開水送服。

2.腎虛腰痛：刀豆子2粒，包在豬腰內，外裹葉，煮熟吃；或取刀豆子7粒，燒存性，研末，拌糯米飯，每日1劑，分2次吃。

3.脾胃氣虛、厭食乏力、腹脹：刀豆30克，山藥20克，鴿肉50克，先將鴿肉煮酥，加入刀豆和山藥，置入適量調味料，再煮開，連肉及湯一起飲服，連吃數次。

4.幼兒百日咳或老年咳喘：①刀豆子30克，甘草3克，加水煮後，再加入冰糖15克和蜂蜜2匙，調拌混合，每日早晚各服飲1次，連服5日。②若喘急咳嗽，將刀豆子研細，每次3克，用白糖生薑湯送下，1日3次。

【注意事項】

胃熱盛者慎服。

豇豆

【功效與應用】

豇豆又名長豆、豆角、裙帶豆。味甘，性平。具有健脾和胃、補腎止帶的功效；外用可消腫解毒。可用於脾胃虛弱、食少便溏、小兒消化不良、消渴、腎虛遺精、帶下等症。豇豆有多種食法，如煮豇豆、醬豇豆、豇豆飯等，能幫助消化，增加食欲。

【應用實例】

1.食積、腹脹、噯氣：取生豇豆適量，細嚼嚥下，或搗絨冷開水調服。

2.脾虛水腫、便溏，或幼兒病後脾胃虛弱及腳氣病等：豇豆50～100克，大米150～250克同煮飯，用油、鹽等調味食用，連食數日。

3.糖尿病口渴、尿多：帶殼乾豇豆100克，水煎後吃豆、喝湯。

4.白帶、白濁：豇豆、蕹菜（即空心菜）各適量，燉雞肉吃。

5.腮腺炎：取豇豆子適量，搗爛敷患處。

【注意事項】

氣滯便結者忌用。

扁豆

【功效與應用】

扁豆又名娥眉豆、茶豆、藤豆。味甘，性平。具有健脾和胃、消暑化濕作用。可治脾虛食少、暑濕吐瀉、幼兒疳積、赤白帶下等症。紅扁豆廣西民間用作清肝藥，治眼生翳膜；葉中含胡蘿蔔素和葉黃素，可治吐瀉、瘡毒、跌打損傷、便血、痔漏、淋濁等症。在盛暑之際，剝下扁豆子粒，先行煮酥，再將醃漬成的鹹醬瓜切成細末，加上調味料，炒成「鹹瓜末洋扁豆」，是夏日裡消暑名菜。

【應用實例】

1.脾虛乏力、食少便溏、肢腫帶下：炒扁豆、茯苓各30克，研爲細末，每次3克，加紅糖適量，用沸水沖調服食。

2.脾胃虛弱，飲食不進而嘔吐、瀉泄：白扁豆750克（薑汁浸、去皮微炒），人參、白茯苓、白術、甘草、山藥各1000克，蓮子肉（去皮）、桔梗（炒）、薏苡仁、砂仁各500克，共研爲細末，每次服6克，紅棗煮湯調服。小兒按歲數適當減量服用。

3.脾虛有濕、赤白帶下：①白扁豆用米泔水浸後去皮，加紅糖、淮山藥同煮，熟後每日2次，連續服用。②扁豆炒熟爲末，每服6~12克，糯米酒或溫開水送服。

4.中暑發燒、暑濕吐瀉：扁豆30克，香薷15克，水煎，分2次冷服，或以扁豆單品煎湯冷服。

5.百日咳：扁豆15克，紅棗12克，水煎服，1日3次，連服3~5日。

【注意事項】

1.扁豆中含有對人體有毒的血球凝集素和溶血素，高溫後才能破壞其毒素，因此食用時一定要炒熟煮透。

2.扁豆含有酪胺成分，服用單胺氧化酶抑制藥物的人不宜食用，以免引起高血壓、肺氣腫等不適症。

赤小豆

赤小豆又名紅小豆、朱小豆、赤豆、紅豆等。味甘、酸，性平。有利水除濕退黃、消腫解毒排膿之效。可治水腫腹脹、濕腳氣、瘡腫惡血不盡、產後惡露不淨、婦女經水淋漓不盡、痔瘡出血、腸癰腹痛、濕熱黃疸、熱毒癰腫、畜肉中毒、丹毒、腮頰腫癰、風疹塊等病症。現代研究證明，赤小豆有利尿、抗菌消炎、解除毒素等作用。赤豆還以其獨特之色澤、美味充作糕糰等食品之原料，能增進食欲，促進胃腸消化吸收。民間用赤豆湯，與紅棗、桂圓同煮來補血。赤豆葉、花、芽均可爲藥。赤豆葉能澀小便，可治療尿頻症；赤豆花主治痢疾、傷酒、頭痛、療瘡、丹毒等症；赤豆芽主治便血和妊娠胎漏。

【應用實例】

1.腹水、水腫、腳氣、黃疸：①赤小豆250克，黑鯉魚一條（約500克），加水清燉，飲湯食豆吃魚，1日1劑，分2次服，連食5～7天。②治水腫腹脹，亦可取赤小豆60克，桑白皮15克，水煎煮，去桑白皮，飲湯食豆。③治腹水，可取赤小豆300克，白茅根一大把，加水煮取乾，去茅根食豆，水隨小便而下。

2.脾虛產後乳少：赤小豆120克，粳米30克，加水煮粥，每日食2次，連食1～2週。此方亦可用於水腫、黃疸、痔瘡。

3.煩熱、產後惡露不下，諸畜肉中毒、熱毒癰腫等：赤豆炒熟研粉開水調服，每次30克，每日2次，連食3～5日。可同時以生赤豆研粉，用雞蛋清或蜂蜜調成糊狀，攤布上，敷患處，尤適於痄腮腫痛、丹毒如火之症。

【注意事項】

津液枯燥、消瘦之人不宜多食。

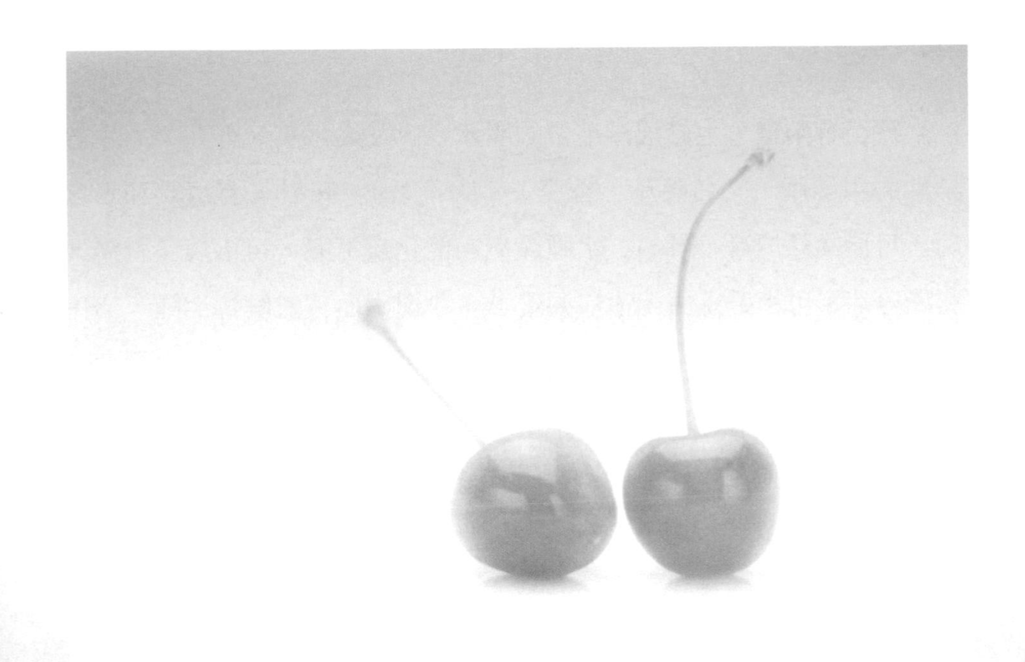

2 蔬菜

(一)葉、莖、苔類

芹菜

【功效與應用】

芹菜有兩種,生於沼澤地帶的叫水芹,又名水英、野芹菜;生於旱地的叫旱芹(又名藥芹、香芹)。水芹性涼,味甘。有清熱利水之功。可治暴熱煩渴、淋病、水腫等症;能化痰下氣,可治痰多胸滿、瘰癘等症;可止帶止血,治崩漏帶下、小便出血;能解毒消腫,治痄腮,解百藥毒。旱芹性涼,味甘、苦。能平肝清熱,可治高血壓病、眩暈頭痛等;祛風利濕,可治濕濁內盛、血淋諸症;解毒消腫,治瘡腫、無名腫毒等症。實驗顯示,芹菜中含有揮發性的芹菜油,具香味,能促進食欲。另外,對神經衰弱、幼兒軟骨病等有輔助治療作用。芹菜含鐵量較多,每百克中含8.5毫克,是缺鐵性貧血患者的食療佳品。

【應用實例】

1.高血壓病、高血脂症、動脈硬化症：①生旱芹菜絞汁，加入等量蜂蜜或糖漿，每次服40毫升，日服3次。②或旱芹菜漿水加糖少許，每日當茶飲。③或旱芹菜根60克，水煎服。或旱芹菜500克，苦瓜90克，水煎服。

2.乳糜尿、小便不利：青莖旱芹下半部分之莖及全根，每次10根，加水500毫升，文火煎至200毫升，分二次服，早晚空腹服飲，連服數日。

3.脾胃虛弱、神經衰弱：鮮芹菜50克，雞蛋2個，先將雞蛋去殼打勻調粘，用油炒開；芹菜切成3~5釐米長，旺火炒一下，然後與蛋混在一起炒，調以佐料服食，經常食之。

4.幼兒發燒：水芹菜、大麥芽、車前子各適量，水煎服。

【注意事項】

脾胃虛弱、大便溏薄者不宜多食。

莧菜

【功效與應用】

莧菜又叫青香莧。味甘，性涼。有清熱利竅、解毒透疹、收斂止血、抗菌消炎等功能。可治赤白痢疾、二便不通、痲疹不透、急性腸炎、尿道炎、咽喉炎、子宮頸炎、癰、瘤、毒蛇咬傷等病症。現代研究發現，莧菜中的鈣、鐵含量是鮮菜中最多的，且莧菜中沒有草酸，其鈣、鐵很易被人體吸收，因此莧菜適宜於貧血、骨折病人食用，尤對幼兒成長發育有益。中國民間一向視莧菜爲補血佳蔬，有「長壽菜」之稱。

【應用實例】

1.產前、產後赤白痢：紫莧菜一把，水煎，取汁同糯米100克共煮粥，空腹食。

2.麻疹不透：紫莧菜子10克，或用紫莧菜（紅莧菜亦可）30克，水煎服，1日2次。

3.子宮癌：紫莧菜200克，用4碗水煎至餘汁一碗，溫服，經常服飲。

4.甲狀腺腫大：鮮莧菜莖60克，豬肉60克，水煎，分2次飯後服，連服1～2週爲一療程。

5.腸炎、尿道炎、膀胱炎、小便澀痛：①帶子及根的莧菜適量，生甘草10克，水煎服。②或取莧菜根30～60克，鳳尾草30克，水煎，每日2～3次分服，連服3～7天。

6.體虛者、老年人大便澀滯或腸燥便秘：用莧菜炒熟食。

【注意事項】

慢性腹瀉、脾弱便溏者愼食。不宜與鱉同食。

大白菜

【功效與應用】

大白菜又稱為白菜、黃芽白菜、結球白菜，四時常見，冬季尤勝，被譽為「百菜之王」，素有冬蔬一寶之佳稱。其味甘，性平而微寒。有養胃消食之功。可治胃陰不足、消化不良等症；有生津解渴、利小便、止咳嗽等作用。民間常用大白菜根煎湯治傷風感冒，與辣椒熬水洗腳又可防治凍瘡。現代研究發現，大白菜所含微量元素鋅高於肉和蛋類，鋅有促進幼兒的生長發育、促進男性精子活動，促進外傷癒合等作用；白菜裡含較多粗纖維，能促進腸蠕動，增進食欲；所含微量元素「鉬」可抑制體內對亞硝胺的吸收、合成和累積，有一定的抗癌作用。

【應用實例】

1.煩熱口渴、小便不利、消化不良：取白菜葉200克，用開水煮食，連食數日。

2.百日咳：白菜250克，洗淨後加冰糖25克，水煮服，1日2次，服用5日，對輔助治療百日咳有一定療效。

3.醉酒、肝腫大、肝炎後綜合症：取大白菜嫩心150克，洗淨後用開水燙一下，將其瀝乾，切成3～4公分長，拌上少量麻油，頓食，有醒酒作用；經常食用，可治肝腫大、肝炎後綜合症。

4.消化性潰瘍出血：大白菜絞汁200毫升，加溫，飯前服，每日2次，連服3日。

【注意事項】

氣虛胃寒者不宜多食。

小白菜

【功效與應用】

小白菜又稱青菜、油白菜、油菜，古稱爲菘。其味甘，性平。具有清熱除煩、通利腸胃的功能。對便秘、熱咳都有一定療效；小白菜所含粗纖維多，食後可增加胃腸蠕動和消化腺的分泌，促進食物消化，具有防便秘的特殊效果；它所含的維生素C可使癌細胞喪失活力，可排除體內亞硝胺，具有抗癌能力；據國外研究報導，小白菜所含的粗纖維和脂肪結合後，可防止血漿膽固醇形成，促使膽固醇代謝物——膽酸得以排出體外，以減少動脈粥樣硬化的形成。

【應用實例】

1.熱病、消渴：①先將豬瘦肉50克做成肉糜，配上佐料，做成圓球狀，蒸少時使肉粘緊在一起，備用；用旺火爆炒青菜500克，放入肉圓，燒開，食之。經常食用，具有滋陰潤燥、補脾胃的作用，從而達到清熱除煩、止消渴的效果。②將豆腐120克煮開，把已炒好的青菜絲250克倒入鍋內一起煮燒，並調以佐料，起漿，時時服用，具有益氣和中、生津除燥、健胃潤腸之功。

2.便秘：將洗淨青菜500克切成3～4公分長，用菜油旺火快炒，經常食用，能養胃生津、潤腸通便。

3.壞血病：小白菜心1個，洗淨搗爛擠汁，每次服半杯，每天3次，現在常用此方輔助治療維生素C缺乏引起的壞血病。

4.急性黃疸肝炎：小白菜45克，黃豆60克，加水煮食。

5.丹毒、漆瘡（油漆過敏）：取小白菜適量搗爛外敷患處；並可同時以小白菜榨汁，每日飲服。

6.石油中毒：小白菜絞汁，加白礬15克，豆油15克，攪拌多量頻服。

【注意事項】

切忌食用爛油菜，食用腐爛變質的油菜，可引起中毒，出現頭暈、頭痛、噁心、嘔吐、心跳加快、全身皮膚及粘膜青紫，甚至昏迷等症狀。

捲心菜

【功效與應用】

捲心菜又名包心菜、洋白菜、甘藍、蓮花白菜。味甘，性平。有補腎強骨、填髓健腦功效。對兒先天不足、發育遲緩或久病體虛、四肢軟弱無力、耳聾健忘等症有治療作用。常食捲心菜對人體骨骼的形成和發育，促進血液循環有很大好處；可治胃痛、食欲減退、腹脹滿等症，有明顯的止痛和促進潰瘍癒合的作用。現代常用於胃及十二指腸潰瘍病腹痛，並可緩解膽絞痛，對慢性膽囊炎和慢性潰瘍病患者有效。近年來還發現，捲心菜中含有較多的微量元素鉬，可抑制人體內亞硝胺的吸收與合成，因而常吃捲心菜有一定抗癌作用。

【應用實例】

1.胃及十二指腸潰瘍或預防胃癌：鮮捲心菜絞汁適量，略加溫，飯前服，1日2次，連服10天爲一療程。

2.幼兒先天不足、病後體弱：捲心菜燒湯，或配以調味料常服食。

3.脾胃虛寒、甲亢：將洗淨的捲心菜切成3～4細長條，放入滾開水中淖一下取出，配上蒜泥、蔥花、胡椒、精鹽、辣椒油，然後把燒開的熟油倒入拌勻，時時適量服食，具有養胃去寒、解毒散瘀等效果。

4.脾胃虛弱、身瘦神衰：①先將木耳用冷水浸泡發好，洗淨的捲心菜切成絲，並加百葉絲、黃花菜等用旺火急炒，調以佐料，時時服食，有健胃、補腦、強身、生津的作用。②或用捲心菜300克，豬肉100克，先將肉片炒熟，另炒捲心菜，然後加入肉片，用旺火炒，同時配以佐料盛起，時時食之，有補氣、潤腸胃、生津增食、健身之效。

【注意事項】

1.捲心菜比大白菜含的粗纖維多而粗糙質硬，嬰兒及消化功能差的人不宜食用。

2.對於腹腔和胸外科的手術後，胃腸潰瘍出血特別嚴重時，腹瀉及肝病患者均不宜食。

3.生食能抗甲狀腺腫大，加熱後作用消失，故用於調治甲亢時當以鮮菜涼拌食之。

蕹菜

【功效與應用】

蕹菜又名蕹菜、甕菜、空心菜、藤藤菜、竹葉菜。味甘，性微寒。可清胃腸熱、潤腸通便、祛口臭、治便秘和痔瘡。可消腫解毒，治小兒胎毒、療瘡癰癤、丹毒等；又可清熱涼血利尿，用於血熱所致的衄血、咳血、吐血、便血、尿血及熱淋、濕熱帶下等症。蕹菜中粗纖維素的含量較豐富，能促進腸蠕動，特別是這些纖維裡所含的果膠能使體內有毒物質加速排泄，木質素可把巨噬細胞吞噬細菌的活力提高2～3倍，因而可達通便解毒作用；藥理研究表明，紫色蕹菜中含胰島素成分而能降低血糖，對糖尿病患者較為合適。

【應用實例】

1.口臭、便秘、痔瘡：①素油適量，燒熱後放入蕹菜翻炒至熟，放入鹽和味精調味食之。②或以蕹菜和豬肉煮食，可多吃，常吃。

2.血熱所致的衄血、咳血、吐血、便血、尿血及熱淋、濕熱帶下等症：蕹菜500克，濃煎取汁，加冰糖或蜂蜜50克調服。

3.帶狀皰疹：鮮蕹菜去葉取莖，在新瓦上焙焦後，研成細末，用菜子油拌成油膏狀。用濃茶將患處洗乾淨，拭乾後，塗搽此油膏，每日2～3次。

4.瘡癰腫痛、皰疹、蛇蟲咬傷及食物中毒等症：①鮮蕹菜絞汁或煎湯內服。②若治皰疹及蛇蟲咬傷，可用本品煎湯外洗或搗汁外敷，同時內服方③。③若治無名腫毒、跌打腫痛，可取蕹菜搗爛，用酒炒過，敷於患處加以包紮，同時內服方①。

【注意事項】

脾虛泄瀉者不宜多食。

菠菜

【功效與應用】

菠菜又叫菠棱菜、赤根菜、波斯菜、鸚鵡菜，是綠葉蔬菜的佼佼者，被譽爲「蔬菜之王」，曾被乾隆稱頌爲「紅嘴綠鸚哥」。菠菜味甘，性涼。有養血止血、滋陰潤燥、通利腸胃等功效。可治衄血、便血、壞血病、消渴引飲、腸胃積熱、大小便不暢、痔瘡等症；還可解酒毒、治咳喘等。菠菜爲一種作用緩和的補血滋陰之品，對「虛不受補」者尤宜；它所含的酶對胃和胰腺的分泌功能發揮良好作用，宜於高血壓、糖尿病患者（菠菜根尤適

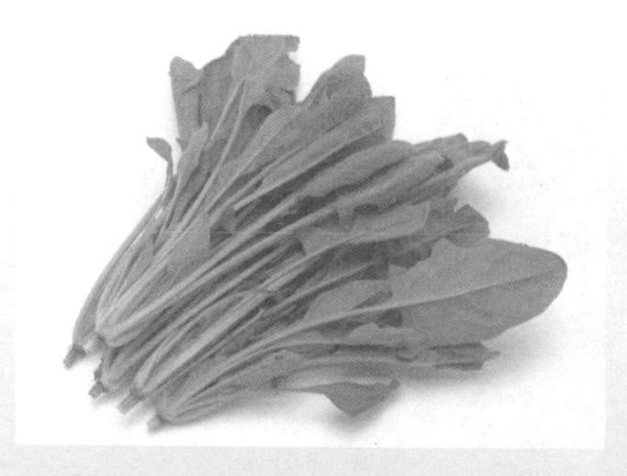

於糖尿病）；尤其是菠菜中維生素A、C的含量高於一般蔬菜，常吃之可維持眼睛的正常視力，防止夜盲症；它含有豐富的鐵，是供人體鐵質的良好來源，對增進身體健康有很好作用；現代醫學將菠菜作爲滑腸藥，凡習慣性便秘或痔瘡、痔漏、肛裂者食之有益；國外學者最近研究發現，菠菜具有抗衰老和增強青春活力的作用，這和它所含的維生素E和另一種輔酶Q_{10}有關。

【應用實例】

1.血虛便秘及便血、衄血：菠菜250克，切段，煮湯，加少許食油、醬油和鹽調味後服食；或取鮮菠菜200克，蘿蔔絲50克，用燒開滾油澆拌，並加少量麻油和調味料，連食數次。

2.消渴、口渴多飲：菠菜250克煎湯，雞內金10克焙研爲末，以菠菜湯送服雞內金粉末，1日3次；或取鮮菠菜150~200克，銀耳9克，水煎調味食之，每日3次。

3.肝虛目疾、夜盲：鮮菠菜250克，豬肝100克（或用羊肝），煮熟後以麻油、醬油、食鹽等調味，吃菜、肝，喝湯，每日一劑，治癒爲度。

4.高血壓頭痛、貧血：菠菜洗淨，放沸水中燙2~3分鐘，撈出；將海哲皮洗淨切絲放入沸水中燙後，加生薑絲、蔥絲、少量鹽、味精及麻油拌食。

5.習慣性便秘或痔瘡、痔漏、肛裂：鮮菠菜250克，開水煮3分鐘，撈出，以芝麻油拌食，每日早晚各一次。

6.貧血、胃腸失調、呼吸道和肺部疾病患者：鮮菠菜洗淨，取100克放入碗中，加水200毫升，隔水煮10分鐘，早晚分食（這叫做菠菜水浸劑）。

【注意事項】

1.腸胃虛寒腹瀉便溏者少食，腎炎和腎結石患者不宜食。

2.不宜與豆腐共煮，以免妨礙消化，影響療效。

3.菠菜含有草酸，它會影響人體對鈣的吸收，肺結核病人和幼兒不宜多吃；草酸與鈣質結合易形成草酸鈣結晶，所以腎結石病人也不宜吃；不能與含鈣豐富的豆類、豆製品類，以及木耳、蝦米、海帶、紫菜等食物同時煮，食用前先放入開水中略煮一下，即可除去草酸。

茼蒿

【功效與應用】

茼蒿又叫蓬蒿、蒿菜、蒿子杆、菊花菜。味辛甘，性平。具有調和脾胃、助消化作用。對脾胃虛弱、停食、脘腹脹滿、消化不良、食欲減退者有一定效果；對小腹冷痛、疝氣偏墜者，可作輔助食療；還能清熱養心降血壓，可治高血壓頭昏腦脹、睡眠不安；還有消痰飲、通二便作用。現代研究發現茼蒿含有一種揮發性的精油以及膽鹼等物質，因此具有開胃健脾、降壓補腦之效能，常食茼蒿對咳嗽痰多、脾胃不和、記憶力減退、習慣性便秘等均有裨益。

【應用實例】

1.消化不良、停食腹脹：以鮮茼蒿炒菜吃。

2.痰熱咳嗽：鮮茼蒿150克，水煎去渣，加入冰糖適量熔化後，分2次飲服，連服數日，適於咳嗽而痰黃稠者。

3.高血壓、頭昏腦脹、夜寐不安：鮮茼蒿一把，洗淨，切碎，搗爛取汁，每次一酒杯，溫開水沖服，1日2次，連服數日至數週或以鮮茼蒿250克洗淨，加適量水煎煮，將要熟時，加入3個雞蛋清煮片刻，以油、鹽等調味食之。

【注意事項】

1.茼蒿多食令人氣滿，泄瀉者當忌食。

2.由於茼蒿中的芳香精油遇熱易揮發，進而減弱健胃作用，所以烹調時應注意方法，煮湯或涼拌有利於胃腸功能不好的患者，與肉、蛋等葷菜共炒，可提高其維生素A的利用率。

洋蔥

【功效與應用】

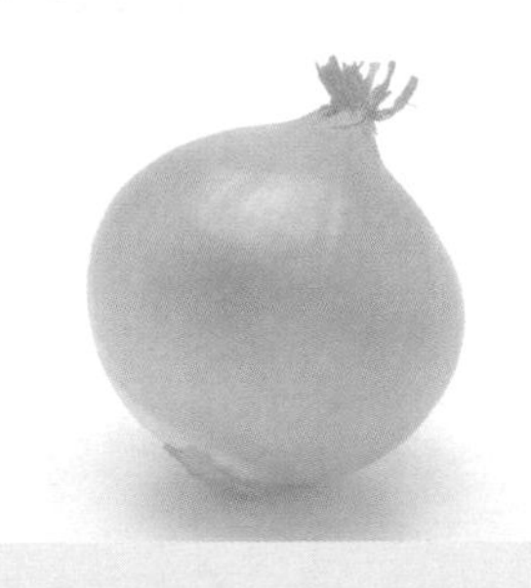

洋蔥又叫玉蔥、球蔥。味甘辛，性平溫。有消熱化痰、解毒殺蟲、開胃化濕、降

脂降糖、助消化的功效。中國民間用洋蔥作爲利尿劑和祛痰劑。洋蔥中不含脂肪，但含有揮發油，而揮發油中又含有可降膽固醇的物質，洋蔥中還含有前列腺素樣物質及能啓動血溶纖維蛋白活性的成分，這些物質均爲較強的血管舒張劑，能減少外周血管和心臟冠狀動脈的阻力，有對抗人體內兒茶酚胺等升壓物質的作用；又能促進鈉鹽的排洩，進而使血壓下降，對高血脂、高血壓等心血管患者尤益，健康男子服60克油煎洋蔥，能抑制高脂肪飲食引起的血漿膽固醇升高，故常食洋蔥可預防和治療動脈硬化症；洋蔥還具有殺菌作用，可用於創傷、潰瘍、陰道炎；洋蔥含有豐富的維生素，可用於維生素缺乏症，特別是維生素C缺乏者；洋蔥還有提高胃腸道張力、增加消化道分泌的作用；常食洋蔥還可使頭髮秀美稠密；洋蔥中含有一種稱爲月太的物質，它能使人體內產生一定數量的化學物質——谷胱甘月太，而人體內谷胱甘月太成分增多，癌的發生機會就會減少，因此洋蔥具有防癌作用。

【應用實例】

1.胸悶腹脹、咳嗽痰多濃稠：洋蔥洗淨，切碎炒食或煮熟食。

2.高血脂、高血壓及動脈粥樣硬化症：洋蔥100克左右，用植物油炒食，或者煮食亦可，每天食之。

3.腸無力症、慢性腸炎、維生素缺乏症：洋蔥100克，切絲；豬肉或牛肉50克，切絲。二物同炒，作菜吃，每日1~2次。

4.糖尿病：洋蔥頭100克，洗淨開水泡，加入適量醬油調味，每天2次，經常食用，可減輕糖尿病症狀。

5·痢疾：蔥頭切細和水煮粥，連食數日。

6·失眠：取適量洋蔥，搗爛後裝入瓶內蓋好，臨睡前放鼻子邊吸其氣味，一般15分鐘左右可以入睡。

【注意事項】

過多食用洋蔥可致眼睛視物模糊，可引起發燒、眼病和熱病後不宜進食。

韭菜

【功效與應用】

韭菜又名壯陽草。味辛，性溫。具有溫陽行氣、宣痹止痛、散瘀解毒、降脂等作用。可用於胸痹、噎膈、反胃、陽痿、吐血、衄血、尿血、痢疾、消渴、脫肛、跌打損傷、蟲蠍螫傷等症。韭菜裡的粗纖維較多，能促進腸道蠕動，保持大便通暢，並能排除腸道中過多的營養成分而起減肥作用；對有些誤吞針、釘及其他金屬物者，整吃韭菜，可以將誤吞物包裹隨大便排出。韭菜還含有一種揮發性精油和硫化物等成分，這是韭菜香氣的由來，具有興奮和殺菌功能，實驗證明，韭菜對葡萄球菌、痢疾桿菌、傷寒桿菌、大腸桿菌、變形桿菌、綠膿桿菌等均有抑菌作用。韭菜還有益於高血脂及冠心病患者。

【應用實例】

1.腎虛陽痿、腰膝冷痛：鮮韭菜400克，核桃仁（去皮）100克，用芝麻油炒熟，調以適量食鹽、味精，每日食之，連服一月。或選鮮韭菜250克，蝦仁100克，調配黃酒、蔥、蒜、味精、胡椒等佐料，炒食，時時服食，有健胃補虛、益精壯陽、強筋骨之效。

2.吐血、嘔血、衄血、淋血、便血等症：鮮韭菜500克（榨取液汁）、鮮生地200克（煮湯），將韭汁調入地黃湯內，1日分數次飲服。

3.反胃嘔吐：韭菜汁100克，牛奶1杯，生薑汁15克，混和，溫服，時時飲服。

4.水穀下痢：韭菜30克，大米30克，煮粥，每日3次，連食數日。

5.噎膈：食道癌梗阻，滴水難入之症，可用鮮韭菜汁潤喉開道，能使痰液減少，漸能進食。

6.冠心病等疾患導致的胸痺急痛：生韭菜搗汁服之。

7.中耳炎、小蟲入耳不出，跌打損傷、中暑昏迷：鮮韭菜榨取液汁，滴耳中或敷傷處，滴鼻孔中可治中暑昏迷。

【注意事項】

1.陰虛內熱、瘡瘍及眼病患者均忌食。

2.由於韭菜中含粗纖維較多，且較堅韌，不易被胃腸消化，故一次不宜多食，胃腸潰瘍患者不宜食。

黃花菜

【功效與應用】

黃花菜又名萱草花、金針花、忘憂草。味甘，性平而微涼。有養血平肝、利尿消腫、止血安胎等功效。可治眩暈、耳鳴、心悸、失眠、小便赤澀、水腫、淋病、吐血、衄血等。本品水浸洗淨後，煎炒熟食，有養血補虛的作用，由黃花菜、肉絲、香菇煮成的健腦湯馳名中外；近年研究發現黃花菜還有降低動物血清膽固醇及安神作用，乘船航海食之可減輕暈船反應，對神經衰弱者有鎮靜安眠作用。

【應用實例】

1.貧血、胎動不安、產後缺乳：黃花菜30~60克燉豬肉（或雞肉）吃，此方亦可用於老年性頭暈耳鳴、營養不良性水腫。或以黃花菜50克，黃豆50克，豬蹄1隻，清水適量，文火燉酥，然後調以佐料，連菜帶汁服用，分2次服食，隔日再服。產後虛弱、乳汁分泌不足者，以黃花菜與黃芪、黨參燉豬瘦肉或老母雞，食肉飲湯。

2.大便下血、血痔、咯血：黃花菜30克、木耳15克、血餘炭（頭髮燒灰）6克。先將黃花菜、木耳加700毫升開水，文火煎成300毫升，沖入血餘炭，分兩次吃菜飲湯，連食3~5天。若治血痔，可用金針花60克，黃精45克，煎服。若治咯血，可用鮮黃花菜60克、鮮藕節30克，共搗汁沖服。

3.聲音嘶啞：黃花菜30克，加水400毫升煮爛，調蜂蜜30克，每日3次，慢嚼嚥下，連食數日。

【注意事項】

1.食用黃花菜，以加工的乾品爲好，不要食鮮黃花菜及腐爛變質品，也不要單炒食，以防中毒。

2.因黃花菜含粗纖維較多，有腸胃病的人不宜多食。

椿葉

【功效與應用】

椿葉爲香椿樹的嫩葉，又叫香椿、香椿芽、香椿頭。味苦，性平。具有清熱化濕、解毒等作用。可用於痢疾、疔瘡、漆瘡、疥瘡、白禿等。

【應用實例】

1.赤白痢疾：椿葉100~200克，加水煎服，或炒食亦可。

2.唇上生疔：取本品嫩葉，搗爛，和酒服之。

3.疔、瘡等外科疾患：香椿葉搗爛，取汁外敷；若治漆瘡，可煎水外洗。

【注意事項】

1.慢性病者不宜食用。

2.另有一種樗葉，其色白而臭，不入食，專供藥用，二者形狀相似，須辨別之。

芥菜

【功效與應用】

芥菜又名雪裡蕻、大芥、黃芥。味辛，性溫。具有宣肺豁痰、溫胃散寒的功效。芥菜頭生食或熟食均能宣肺利氣、消痰和胃，可治胸悶咳嗽、痰多色白之症；芥菜籽溫中散寒、消腫通絡，可治痰濕中阻症，芥菜莖葉煎湯外洗還可治漆瘡瘙癢。凡感冒無汗、氣滯腹脹、痰氣閉塞者均可食用。

【應用實例】

1.風寒感冒：芥菜與番薯同煮食；或芥菜與生薑、蔥白煎服。

2.胃寒少食、嘔吐呃逆：單味芥菜或配生薑、紅糖煎湯服。

3.寒痰咳嗽、胸膈滿悶：可單用芥菜炒食；或以芥菜頭適量切片、白米50克，同煮粥吃。

4.肺膿腫：陳芥菜滷汁，每日十數匙，加水適量燒熱飲服，連食3~5天。

5.牙齦腫痛潰爛、出臭水者：芥菜莖燒灰存性，研末，頻敷之。

【注意事項】

1.鮮芥菜辛辣，鹽醃漬後可作炒菜。

2.凡瘡瘍、眼病、痔瘡、便血及平素熱盛之患者忌食。

3.芥菜爲通利上焦痰濕之品，因辛散耗氣，久食則動風而頭暈目眩，並使眼睛視力模糊，因此不要長期食用。

萵苣

【功效與應用】

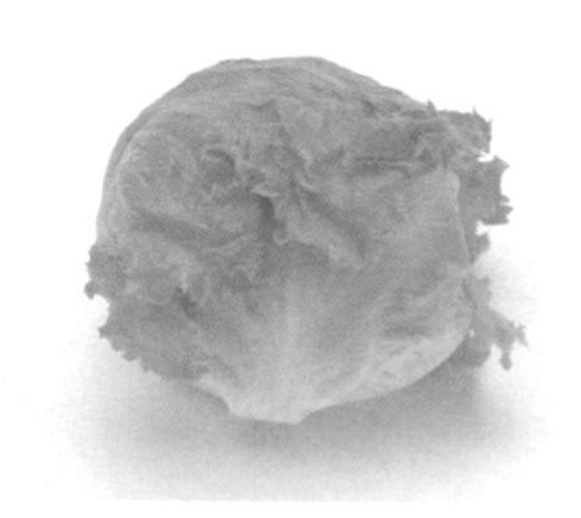

萵苣又名萵筍、香馬筍、生菜、千金菜。味甘苦，性寒涼。有清熱、涼血、利尿、通乳的功效。常用於小便赤熱短少、尿血、乳汁不通等症。對於乳腺炎初期食之有效；鮮葉煎湯飲服可以通利大小便，也可治療浮腫。

【應用實例】

1.脾虛小便不利或尿血、小便赤熱短少等症：鮮萵苣250克，去皮洗淨，切絲，以食鹽、黃酒調拌，佐餐食用。亦可用萵苣3根，搗成泥，敷臍上。

2.產後缺乳：鮮萵苣250克，去皮、葉，切細絲，鹽醃15分鐘；海蜇皮200克，泡洗切絲，加調味料涼拌，佐餐食用，連食數日或取萵苣搗泥，好酒調開內服。

3·肺膿腫、急性支氣管炎、尿道感染：萵苣500克，切絲後用鹽漬；鮮魚腥草100克，用沸水燙過加鹽漬，二物混和，加蔥、薑、醋、大蒜等調味料品，佐餐食之，連食3~7天。

【注意事項】

1.凡體寒和脾虛者不宜多食。

2.多食使人眼睛視力模糊，停食後可自行恢復。

3.萵苣葉的蛋白質、糖類、維生素、胡蘿蔔素等營養素含量均比萵筍莖部高；其葉中還含有多量的菊糖類物質，據現代醫學研究，它有鎮靜和安眠的功效。因此，在食用萵苣時，最好不要將葉子丟棄。

大蒜

【功效與應用】

大蒜又叫胡蒜、獨頭蒜。味辛，性溫。有殺蟲、解毒、消積、行氣、溫胃等功效。可治飲食積滯、脘腹冷痛、痢疾、瘧疾、百日咳、癰疽腫毒、水腫脹痛、蟲蛇咬傷等症；並能防止流感、流腦；治療黴菌感染；還可解蟹毒、降血壓、降血脂、降血糖；對防治心血管疾病有益；並具有較強的抗癌作用。

大蒜是已知的效力最大的植物抗生素之一，有「地裡生長的青黴素」之稱。蒜汁有強力的殺菌作用，對葡萄球菌、痢疾桿菌、霍亂弧菌、大腸桿菌、傷寒桿菌、黴菌等都有殺滅效果，把大蒜放在嘴裡含嚼3~5分鐘，口腔中的細菌會全部被殺滅。醫學家還發現，嚴重環境污染的今天，吃大蒜可以防止鋁中毒，可以抑制亞硝酸等致癌物在人體內的合成和吸收，減少胃、食管、大腸、乳腺、卵巢、胰腺、鼻咽等處癌變的發生率。

【應用實例】

1.流行性腦脊髓膜炎、流行性感冒：取大蒜若干顆，每日生食大蒜2~4瓣，連食數日，可預防流行性腦脊髓膜炎；口含2片生大蒜，可預防流行性感冒；成人進餐前服生大蒜5~10克（15歲以下減半），每天1次，吃後用2%鹽水漱口，連服3~5天爲一療程，可預防流行性腦脊髓膜炎和治療其帶菌者。

2.癰腫瘡毒、牙痛：取獨蒜頭3~4瓣，搗爛，入麻油和研，厚貼腫處，乾後即換，反覆多次，對各種腫毒療效甚佳；治牙痛，可取大蒜頭一個，煨熟，將熟大蒜趁熱搗爛敷痛處，涼則易之。

3.痢疾：取生火蒜頭3~5瓣，搗爛開水送服；或取大蒜數瓣搗如泥，入小杯醋中浸漬，緩緩食之；或用10%的大蒜浸液100毫升，保留灌腸，每日1次，連用6日。

4.小兒百日咳：大蒜15克，紅糖6克，生薑1片，水煎服，每日3~4次。

5.肺結核：取紫皮大蒜30克，白芨粉3克，將紫皮大蒜去皮放入沸水中煮1.5分鐘撈出（以蒜表面熟而裡面生爲合適），然後取小粘米30克，放入煮蒜水熬成稀粥，待粥已成，又將蒜重新放入稀粥內拌勻即可食用。白芨粉與大蒜粥同吃，或食粥後再服白芨粉。以上爲1次量，1日2次，早晚飯後服用，時時服食。

6.高血壓：每天早晨空腹吃糖醋大蒜1~2頭，並連帶喝些醋汁，服10~15天，可使增高的血壓比較持久地下降。

7.鼻出血（鼻衄）或吐血：大蒜頭2顆，去皮，搗爛如泥，貼兩足心，4小時換1次，連貼2次（忌喝酒）。

8.中暑昏迷：大蒜頭搗汁少許滴鼻。

【注意事項】

1.由於大蒜中的有效成分遇熱會遭到破壞，食療一般以生食爲佳，應儘量避免油炸和高溫。

2.大蒜久食可動火耗血、傷肝損目，凡陰虛火旺者、眼病患者及時行病後均忌食。

3.大蒜含有大蒜素，大蒜素的辣味會刺激腸壁，使腸壁血管充血、水腫和組織液分泌增多，易加重腹瀉，所以腹瀉病人不宜吃大蒜，痔瘡、肛裂及胃腸道出血患者亦不宜食。

4.食大蒜後，要解除口腔的蒜臭味，可含當歸1片，或細嚼濃茶葉，也可連續吃幾枚大棗，可以減輕或消除氣味。

茭白

【功效與應用】

茭白又名茭瓜、菰筍、菰首、茭耳菜。味甘，性寒。有清熱生津、止痢、催乳、通利二便的功效。可治煩熱、消渴、黃疸、產後少乳、痢疾、小便短赤、便秘、咽乾、目赤等病症。

【應用實例】

1.煩熱、目赤、痢疾：鮮茭白數支洗淨，切成長條，隔水蒸熟，拌麻油食之。

2.消渴、二便不通：鮮茭白100克，豬瘦肉50克，均切成薄片，調以佐料，快火炒熟，1次食完，連食數次。

3.黃疸、目赤、眼花：茭白5支，鮮豬肝200克，用旺火炒熟，連食數日。

4.產後少乳：茭白15~30克，通草10克，豬腳1隻，煮食。

【注意事項】

1.脾胃虛冷作瀉、遺精患者不宜食用。

2.因其所含難溶性草酸較多，影響人體對鈣質的吸收，所以肺結核病人及幼兒不宜多吃；草酸與鈣質結合易形成草酸鈣結晶，故患腎臟疾病、尿路結石或尿中草酸鹽類結晶較多者不食爲宜。

香菜

【功效與應用】

香菜又名香荽、胡荽、芫荽。味辛，性溫。有發汗透疹、消食下氣、清熱、利尿等功效。可治療感冒無汗、痲疹、風疹、消化不良、食物積滯等症。芫荽是酒席上醒酒、解油膩的上品。芫荽中所含的沈香油酸、蘋果酸鉀等成分能促進血液循環，因此以芫荽煎湯外洗（頭部不洗），可使小兒痲疹出透；它所含有的香精油，能促進唾液的分泌，加速腸胃的蠕動，增加膽汁分泌；香菜還具有利尿作用及改善心肌收縮的能力。

【應用實例】

1.小兒痲疹、風疹透發不暢：芫荽根鬚3株，荸薺3個，紫草茸3個，加水400毫升，煎水代茶飲。同時以芫荽500克，加水2000毫升，煎沸，薰蒸肌膚，待溫，外洗四肢胸腹；或以芫荽60克（切細），酒150克，共煎沸，待冷去渣，噴於四肢、胸腹。

2.感冒：芫荽30克，麥芽粉15克，加米湯半碗，加少許糖，蒸溶化後服用。

3.小腸積熱、小便不通、血淋：芫荽60克、葵根一大把，滑石30克（爲末），前2味切細，以水2升，煎取1升，入滑石末，分3次溫服。

4·消化不良、食物積滯、魚肉中毒：芫荽籽、陳皮各6克，水煎服。或單味香菜煎水飲服。

5.幼兒目赤、蟲蛇咬傷：芫荽搗爛出汁，外敷患處。

【注意事項】

1.麻疹已透，或雖未透出而熱毒壅滯，非風寒外束者忌服；患有胃潰瘍者不宜多食。

2.不宜與補藥及白術、牡丹皮同食。

油菜

【功效與應用】

油菜又名芸苔、台菜、油菜苔。種子稱芸苔子、油菜子，將種子榨油即爲菜油，油菜與菜油均可作藥用。油菜味辛、甘，性涼。有行瘀散血、清熱解毒的功效。可治婦女痛經、產後惡露不下而腹痛，以及勞傷吐血、血痢、丹毒、乳癰等，外敷可治瘡瘍癰腫。

【應用實例】

1.產後惡露不止、血氣刺痛：油菜子100克炒香，肉桂4.5克，共研細末，用醋煮麵粉糊，將上粉末糊成如龍眼粒大的丸粒，每服1~2丸，用酒送下，每日3次。

2.血痢不止、腹中疼痛：油菜搗爛、絞取汁2份，蜂蜜1份，加溫，每次服半碗，連服數日。

3.幼兒赤丹、熱瘡、腫毒：油菜葉搗爛取汁，開水沖服半碗，渣敷臍上，連用數次。

4.急性乳癰、無名腫毒：油菜煮汁或搗絞取汁，每次溫服1杯，1日3次；可同時以鮮油菜葉搗爛如泥，外敷患部。

【注意事項】

1.油菜功能破血，產婦食用合適，但多食則動痰發瘡，故患有狐臭、口齒病，腰痛疾患者不宜多食。

2.麻疹後，瘡疥及眼病患者不宜食。

蔥

【功效與應用】

蔥又叫小蔥、四季蔥、蔥頭白。味辛，性溫。有祛風、發汗、通陽、解毒、消腫、止痛的功效。可用於風寒感冒、頭痛、鼻塞、面目浮腫、陰寒腹痛、痢疾、癰腫等，蔥還有興奮神經、促進血液循環的功能；並能消除腥膻、解魚、肉毒，蔥中揮發油——蔥辣素，能使痢疾桿菌、葡萄球菌、鏈球菌、白喉桿菌、結核桿菌、陰道滴蟲及皮膚眞菌起到抑制或殺滅作用；蔥中提取的蔥素，治療心血管硬化有一定效果；烤肉與蔥白同食，能消除因肉烤得過分所產生的致癌物質；毛豆和蔥合吃，蔥內的蒜素可使毛豆內所含的維生素B_1效用提高10倍以上。經常吃蔥的人，雖脂多體肥，但膽固醇不高，並且體質強健。

【應用實例】

1.風寒感冒、頭痛發燒：①連鬚蔥白20根，大米1兩，米先熬粥，熟後加入切細的蔥白，再煮數分鐘，入醋少許，趁熱服食，以利發汗。②若頭痛鼻塞明顯，可用蔥白與米酒同煮內服。

2.胃痛、胃酸過多、消化不良：大蔥頭4個，紅糖4兩。蔥頭搗爛如泥，加紅糖拌勻，置盤內蒸熟食。每次9克，每日3次。

3.燒蟲：蔥白30克，加水100毫升；大蒜30克，加水200毫升，分別煮沸，濾去液汁，混合（或單用一種）灌腸用，每次用量：4~6歲10毫升，7~10歲15毫升，11歲以上20毫升。

4.赤白痢疾：蔥60克，米50克。待米粥已熟，加入切細蔥花再煮數分鐘，空腹食之，連食數天。

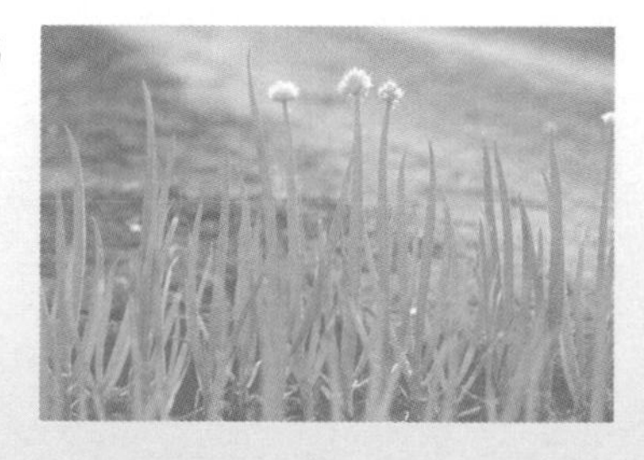

5.癰瘡腫痛：①蔥全株，適量，搗爛，

醋調炒熱，敷患處。②若治乳癰初起，可單用蔥白搗爛調雞蛋清烘熱外敷。③若治胸脅痛，可與生薑、白蘿蔔同搗爛炒熱，以布包敷痛處。

【注意事項】

1.表虛多汗者忌服；腎臟疾病儘量少用。

2.據古人的記載，蔥不宜與蜂蜜同服。

3.蔥中富含草酸，影響人體對鈣質的吸收，所以肺結核病人和幼兒不宜多吃；草酸與鈣質結合易形成草酸鈣結晶，故腎結石、尿路結石或尿中草酸鹽類結晶較多者少食為宜。

竹筍

【功效與應用】

竹筍又叫毛筍。味甘，性寒。有清熱消痰、透疹解毒、利尿消腫等作用。常用於痰熱咳嗽、麻疹、瘡瘍、浮腫、腹水等。由於竹筍含有大量的纖維素，進食後能促進腸道的蠕動，有助於消化，防止便秘和結腸癌的發生，並有減肥、消斑美容的作用。近年研究發現，毛筍中含有抗小白鼠艾氏癌和肉瘤－180作用的多糖類。

【應用實例】

1.痰熱所致的咳嗽或小兒驚風：竹筍切片，清油少量，清炒，加少量食鹽，適量食之，連吃數日。亦可用竹筍煮粥或煮肉食。

2.麻疹、風疹、水痘初起：鮮竹筍或筍尖同鯽魚適量燉湯，讓幼兒飲服，連食數次，可促進疹子透發和早癒。

3.消斑、美容：①鮮筍尖或嫩筍200克切片，佛手20克，生薑10克，放砂鍋中加水適量煮透，加鹽調勻，在鍋裡冷醃24小時，即可服用。經常小吃或佐餐食用，有改善或消除婦女臉部蝴蝶斑（黃褐斑）作用。②或取竹筍100克（切片），海參1條（水發、切片），加調味料，煮熟食用，經常服食，可使臉部肌膚細膩光澤。

【注意事項】

1.竹筍性寒，脾虛腸滑者不宜食。

2.竹筍含難溶性草酸鈣偏多，凡尿路或腸道結石者不宜多吃。

蘆筍

【功效與應用】

蘆筍又名蘆尖、石刁柏。味苦、甘，性微溫。有健脾益氣、滋陰潤燥、抗結核、抗癌、解毒等作用。可用於食欲不振、全身倦怠、肝炎、肝硬化、尼古丁中毒、動脈

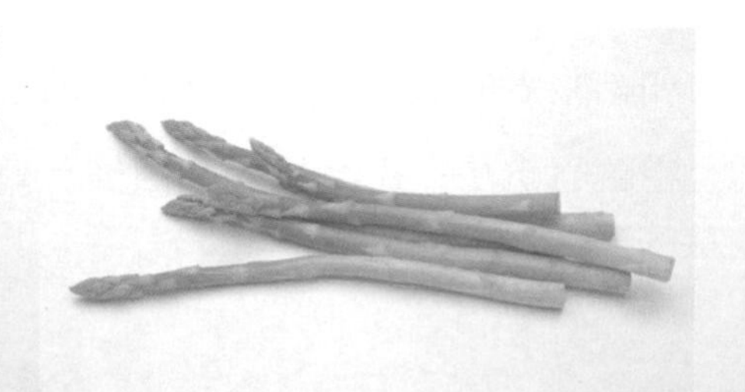

硬化、神經痛、濕疹、皮炎、肺結核、淋巴結核、癌症等。近年研究證明，蘆筍中所含天門冬醯胺對人體有許多特殊的生理作用和增強免疫力的功效，從而使細胞恢復正常生理狀態；蘆筍所含豐富的組織蛋白，能有效地使細胞生長正常化。蘆筍是近年世界矚目的防癌、治癌佳品，對淋巴肉瘤、膀胱癌、皮膚癌有特殊療效；還能夠減輕化學藥物治療和放射治療的副作用，使白血球上升，並能改善和消除頸部放射治療病人因唾液分泌減少而出現的口乾舌燥現象，可作爲輔助癌症治療的保健品；蘆筍還能降低腎小管的重吸收，因而具有利尿作用。

【應用實例】

1.肺結核、淋巴結核：蘆筍適量煎湯食用。治淋巴結核，也可用蘆筍根60克，炒蕎麥粉15克，二物混合搗成泥膏。外敷，每日換藥一次。

2.癌症：蘆筍100克，水發海參250克，調味料少許，煮熟食之；亦可購買成品蘆筍精口服。蘆筍作爲癌症輔助治療保健品，可改善和消除頸部放射治療後口乾、舌燥等症狀。

【注意事項】

1.蘆筍可生吃、涼拌，可製成汁狀、塊狀、條狀罐頭，粉劑、酒劑等，不僅營養豐富，而且對早期癌症有一定療效。

2.食用蘆筍抗癌，直接食用鮮品和煮熟的罐頭原料其效果一樣，食量不限。

（二）根莖類

蘿蔔

【功效與應用】

蘿蔔又名萊菔、蘆菔、蘿白。味辛、甘，性涼。有下氣寬中、消食化痰、清熱解毒、涼血止血等功效。可用於食積脹滿、痰嗽失音、消渴口乾、咳血、衄血等；還可解食毒、藥毒，可用治細菌性痢疾，外用可治凍瘡、偏頭痛等。現代研究顯示，蘿蔔內含具有殺蟲作用的成分，蘿蔔醇提取物有抗菌作用，其液汁有防止膽石形成的作用，所含木質素能提高巨噬細胞的活力，有防癌、抗癌作用。蘿蔔汁加蜂蜜服用，可降壓、降脂。蘿蔔含較多糖化物，能分解食物中的澱粉等成分，另含芥子油又具有促進胃腸蠕動、助消化作用，還含有促進脂肪代謝的物質，可避免脂肪在皮下堆積而有減肥作用。

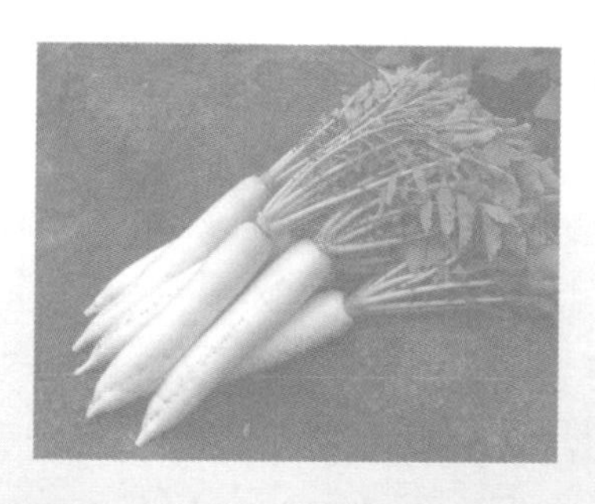

【應用實例】

1.腹脹、咳嗽痰多：蘿蔔取汁100~200克，加冰糖隔水燉化，睡前一次服完，連服3~5天。

2.急慢性氣管炎、咳嗽：①將蘿蔔洗淨去皮，切成薄片，置於容器中，上面放飴糖

4~5塊，或放2~3匙白砂糖，加蓋放置一夜後食用。②若咳嗽咽痛明顯，可取蘿蔔切片，加飴糖或白糖浸漬成蘿蔔糖水，頻頻飲服，或加生薑搗爛絞汁含咽。

3.熱癘口渴、消渴多飲：生蘿蔔250克，切碎略搗，絞取汁液，冷服，每次2湯匙，1日2次，亦可加適量蜂蜜、白糖調味。

4.小兒腹瀉：蘿蔔2份，蔗糖1份，共搗糊，濾去渣取汁，每次服5~10毫升，每日3次，連服2~3次有效。

5.咳血、鼻衄：蘿蔔1000克，切碎先煎，加明礬10克，蜂蜜100克，共煮沸後，待冷備用，早晚空腹時服用，每次50毫升。

6.防治流感、白喉：吃生蘿蔔，或蘿蔔同適量青橄欖燉水代茶飲。

7.滴蟲性陰道炎：蘿蔔洗淨，用酒精擦拭消毒後磨成泥狀，每次取1~2匙用消毒紗布包成紗布卷，一端繫以長線，作陰道塞劑，每天1次，連續上藥4~7次。

8.中毒性腸麻痺：紅皮白肉蘿蔔1根，蒜頭1個，取汁，每日分2次服。

9.矽肺：用蘿蔔汁和茅根汁爲主藥煎服。

10.木薯中毒：可用大量蘿蔔汁灌服，有解毒效果。

【注意事項】

1.脾胃虛寒、大便溏薄者不宜生食。

2.蘿蔔能耗氣，氣虛之人服用人參等參類藥物以補氣，故應忌吃蘿蔔。

胡蘿蔔

【功效與應用】

胡蘿蔔又名紅蘿蔔、黃蘿蔔、丁香蘿蔔。味甘，性平。有健脾化滯、潤燥明目、降壓強心、抗炎、抗過敏之功效。可治消化不良、久痢、咳嗽、夜盲症。胡蘿蔔中所含的胡蘿蔔素，在人體內可迅速轉化爲維生素A，能維護眼睛和皮膚的健康；胡蘿蔔中所含的葉酸有抗癌作用，所含木質素有提高機體抗癌免疫力和消滅癌細胞作用；所含果膠物質可與汞結合，以降低血液中汞離子濃度，防止汞在體內蓄積而引起中毒；現代醫學多以胡蘿蔔作爲細菌性痢疾、神經官能症、高血壓病的輔助食療品和用以預防食道癌、肺癌等發生。長期吸煙的人，每日飲半杯胡蘿蔔汁，對肺部有保健作用；還可用於痲疹末期，多與香菜、荸薺同用。

【應用實例】

1.消化不良、久瀉久痢：①鮮胡蘿蔔250克，粳米60克，加水煮熟，分2次服食，連食數日；或每日飯後吃蒸熟的胡蘿蔔1~2個，連食數日。②若幼兒消化不良，可用胡蘿蔔250克，加鹽3克煮爛，去渣取汁，每日3次服完，連服2天。

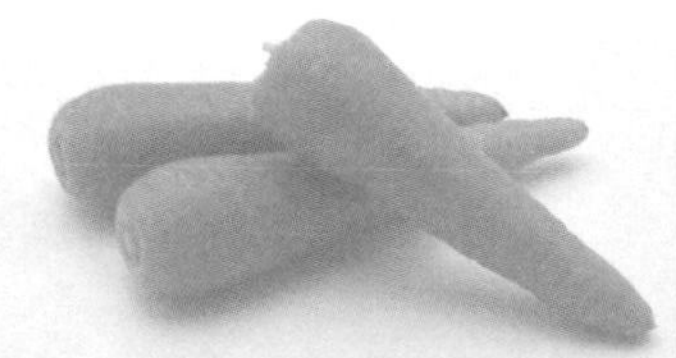

2.夜盲症、角膜乾燥症：①胡蘿蔔600

克，鱔魚肉400克，均切成絲，加油、鹽、醬、醋炒熟，每日一次，6天爲一療程。②或胡蘿蔔蒸熟當飯吃，經常食之；或胡蘿蔔水煎服；或用胡蘿蔔每次3根，用涼開水洗淨生吃，連續10天；或用胡蘿蔔與豬肝同炒食。

3.百日咳、慢性咳嗽：將胡蘿蔔200克洗淨切片，加20克紅棗，再加1500毫升水，用溫火煮，煎得500毫升，取汁飲服，1日分3次服完，連食數日。

4.腸燥便秘：取胡蘿蔔500克擠汁，加適量蜂蜜調服，每日早晚各1次。

5.蛔蟲腹痛：將胡蘿蔔微炒，待散發出香味時爲止，然後與川椒共研細末，每次15克，早上空腹時服下，連服2~3天。

【注意事項】：

1.不宜多食，食用胡蘿蔔過量會引起黃皮病，全身皮膚黃染，但停食2~3月，會自行消退。

2.維生素A爲脂溶性物質，因此涼拌生食不利於吸收，當以油炒或與肉同煮爲宜。

慈姑

【功效與應用】

慈姑又名茨菇、借姑、白地栗、剪刀草。味苦、甘，性微寒。有行血通淋、潤肺止咳、清暑解毒作用。可用於暑熱煩渴、產後血閉、淋濁尿閉、肺虛咳血、食毒、藥毒等症；對肺結核、尿路結石、胞衣不下、狂犬咬傷等均有一定療效。

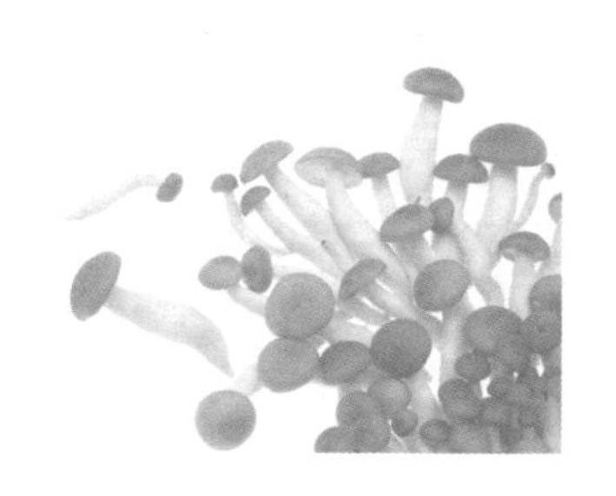

【應用實例】

1.暑熱煩渴、淋濁尿閉、咳嗽痰血：鮮慈姑100克（切成薄片），加豬瘦肉50克（切片），用旺火炒熟，調以適量、薑和味精等食用，連用數日。

2.產後血閉、胞衣不下、肺虛咳血：慈姑250克，母雞半隻，陳皮5克，先將雞煮熟爛，加入慈姑及陳皮和調味料，再用文火燒開，撈去陳皮後，連肉帶湯一起服食，連食數劑。亦可單以慈姑搗汁蒸服。

3.慢性支氣管炎、哮喘：每天清晨，取5~6個鮮慈姑洗淨去皮切絲，放入淡豆漿中，用文火煮沸6~7分鐘，稍涼後空腹飲服，連服1個月以上。

4.食物、藥物中毒：慈姑200克，加水適量煎湯，連湯服食，連食數次。

5.外用：①狂犬、蟲蛇咬傷，可用慈姑搗汁，或加鹽水漬泡、外塗傷處。②無名腫毒、紅腫熱痛者，慈姑搗泥加生薑汁外敷。

【注意事項】

皮棕褐色，有澀麻味，一般去皮後食用。

芋頭

【功效與應用】

芋頭又名芋艿、毛芋。味甘、辛，性平。有益精潤燥、散結解毒、化痰和胃的功效。可治胃腸不和、虛勞、瘰癧、甲狀腺腫、腸中癖塊、牛皮癬、燙火傷、無名腫毒、蟲咬蜂螫等。還可用於急性關節炎、乳腺炎。芋葉有止瀉、斂汗、消腫毒作用。

【應用實例】

1.虛勞、乏力少食，或病後體虛：①芋頭200克，山藥50克，大米50克，加水煮粥，加適量鹽、味精調味，時時服食。②或取芋頭100克，瘦豬肉50克，共煮湯食用。

2.瘰癧、癭瘤（甲狀腺腫大）：選較大的香梗芋頭，切片，曬乾，研細末，用陳海蜇（漂淡）、大荸薺煎湯作成小丸，如梧桐子大，每次服10克，1日2次，連服數週至數月。

3.尋常疣、牛皮癬、癤腫、蟲咬蜂螫、燙火傷等：①治尋常疣，可用鮮芋頭切片摩擦疣部。②治牛皮癬，取大芋頭、大蒜頭共搗爛外敷患處。③

治瘡腫、蟲咬蜂螫、燙火傷等，可取鮮芋頭搗泥，調以麻油外敷患處。

【注意事項】

1.芋頭多食會滯氣困脾，食滯胃痛及腸胃滯熱者忌食。

2.芋頭生食有毒、麻舌，內服一般不用生品。

3.芋頭的乳狀液體中，含有一種複雜的化合物皀戒，它對於人的皮膚會引發奇癢，只須把接觸芋頭的手放在火上烤一烤，即可緩解其癢。

藕

【功效與應用】

藕又名蓮藕。生藕味甘，性寒。有清熱生津、涼血止血、散瘀的功效。可治熱病煩渴，血熱所致咯血、吐血、衄血，更適用於婦產科出血症。熟藕味甘，性溫。有養血生肌、健胃、止瀉的功效。可治脾虛久瀉、久痢及瘡潰不收等症。藕炒炭後止血作用加強，因其含有豐富鞣酸，有收縮血管作用，尤其藕節富含鞣酸，有收縮血管和收斂作用，故中藥中用它來止血或止瀉。

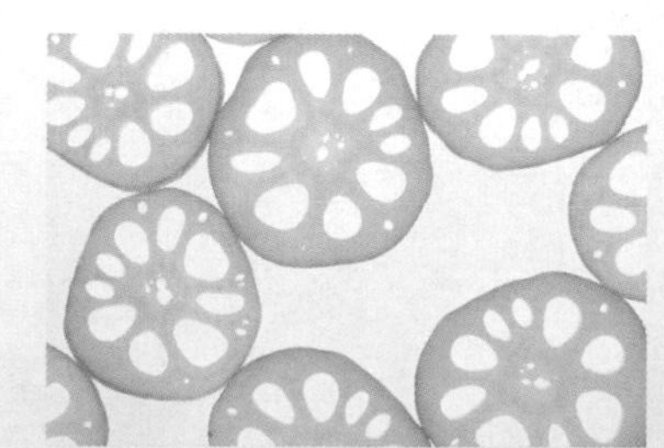

【應用實例】

1.熱病煩渴、鼻乾燥出血、咳嗽痰中帶血：①鮮藕50克，粳米50克，白糖適量，煮粥，時時服食。②若夏季防暑，可取鮮藕250克，洗淨後切片，加糖適量，煎湯代茶飲，可以解暑止渴。③治熱病煩渴喜飲，可取鮮藕120克，搗爛絞汁，加蜜60克，拌勻飲服。④治痰熱咳嗽，可取鮮藕汁、梨汁等份合服，每次100克，每日3次，連飲3~7天。

2.高燒引起的吐血、衄血、便血、咳血：鮮荷葉一張，藕節（或藕節炭）5個，共同搗碎煎汁，頻頻飲服。

3.霍亂嘔吐不止、口渴：生藕30克，生薑3克，搗絞取汁，1日1劑，分3次飲服，連服數日。

4.脾虛久瀉、久痢、食少、乏力、失眠、心煩等症：①藕粉25克，白粳米25克（或麥片亦可），白糖適量，煮熟作早餐食，經常食用。②治脾虛泄瀉，也可用嫩藕120克，煮爛熟，稻米500克，蒸熟，與藕泥拌勻製糕，上撒白糖少許食之。③治赤白痢疾，可取鮮藕500克，搗汁和蜜糖，隔水燉成膏服食。

【注意事項】

忌用鐵製炊具烹煮加工。

百合

【功效與應用】

百合又名百合蒜、蒜腦薯。味甘、微苦，性平。有潤肺止咳、清心安神作用。可用於肺癆咯血、肺虛久咳、虛煩驚悸、失眠及熱病後餘熱未清、心煩口渴等症。百合含有一般蔬果中很少含有的鉀，有利於加強肌肉興奮，促使代謝功能協調，使皮膚變得細嫩，富有彈性，減少皺紋；特別還含有一種水解秋水仙鹼，有滋養安神作用。百合是一味滋補妙品，補益而兼清潤，補無助火，清不傷正，最適宜於內有虛火之衰弱症者。

【應用實例】

1.肺虛久咳、肺癆咯血：①百合100克，分瓣去衣，加水煮爛，加白糖或冰糖服食一小碗，若加川貝粉3克更佳。②若治支氣管擴張咳嗽咯血，用百合、蛤粉各60克，白芨120克，百部30克，共研末爲丸，每次6克，每日3次。

2.虛煩失眠、神思恍惚等症：①百合200克，蓮子50克，加水適量先煮酥，再加20克冰糖，繼續以文火煨至粘稠，於睡前服用，連食數日。②或以百合與豬瘦肉共煮熟，加調味料食用。

3.病後餘熱未清、心煩口渴或腳氣浮腫：百合100克，赤豆100克，紅棗50克，一起水煎，煮酥後加白糖，再以文火燉酥，每日早晚各服1次。

4.瘡腫膿成不潰或天皰瘡：百合適量，加細鹽少許，搗泥外敷，每日1換。

【注意事項】

風寒咳嗽、中寒便滑、潰瘍病、結腸炎患者不宜服。

白薯

【功效與應用】

白薯又名甘薯、紅薯、番薯、地瓜。味甘，性平。有補中和血、益氣生津、寬腸胃、通便秘的作用。可用於脾胃虛弱所致氣血不足、濕熱黃疸、幼兒疳積、便秘等。現代研究發現，甘薯可提供人體大量的粘液物質（膠原和粘液多糖），有潤滑、消炎的作用，能夠保護人體呼吸道、消化道和骨關節的粘膜組織，保持血管壁彈性，防止肝、腎等臟器中結締組織萎縮；甘薯中的亞油酸、纖維素有助於減少和消除血液中膽固醇；所含維生素A較豐富，有益於夜盲症治療。

【應用實例】

1.脾胃虛弱、少氣乏力：白薯加紅糖、生薑煮食。

2.濕熱黃疸、便秘：白薯煮食。

3.濕入脾所致瀉泄完穀不化：白薯煨熟食。

4.煩熱口渴、口乾咽痛：白薯生食；若有咽痛，則宜用番薯粉加白糖，開水沖熟或煮熟食。

【注意事項】

1.胸腹脹滿者不宜多食，多食可引起氣滯。

2.爛白薯（黑斑白薯）中黑斑病毒可使人中毒，且高溫蒸、煮、烤均不易使之破壞。

土豆

【功效與應用】

土豆又名馬鈴薯、洋芋頭、山藥蛋。味甘，性平。有健脾益氣、和胃調中、益腎壯骨、消炎解毒等功效。可用於神疲乏力、胃腸潰瘍、筋骨損傷、燒燙傷、腮腺炎等。對治療胃及十二指腸潰瘍、慢性胃痛、胃寒、習慣性便秘、皮膚濕疹等症都有很好的效果。

【應用實例】

1.神疲乏力或筋骨損傷：①土豆300克，牛肉200克，均切成塊，加水調以薑和料理酒，先以文火燜煨，再以旺火燒酥後服用，經常服食。②治筋骨損傷，也可取土豆100克，牛腹筋150克，醬油15克，糖5克，蔥、薑各2.5克，文火煮爛，至肉、土豆都酥而入味後服食。

2.胃及十二指腸潰瘍疼痛或習慣性便秘：①取鮮土豆適量，洗淨切碎後，加適量開水搗爛，用紗布包絞汁，每天早晨空腹飲用1~2匙，酌加蜂蜜同服，連服半月至20天。②亦可取鮮土豆1000克，取汁煎熬濃縮至稠粘時，放入蜂蜜一倍，再煎至稠粘如蜜時，停火，待冷放存。空腹取食，每次1湯匙直接食用，每日2次。③服藥期間忌食刺激性食物。

3.胃神經官能症之嘔惡、食欲不振：土豆100克，生薑10克，分別切碎，桔子1個去皮、核，共絞取汁，每於飯前服1湯匙。

4.燒燙傷、腮腺炎：①治燒燙傷，取土豆磨汁，外塗患處。②治腮腺炎，土豆1個，以醋磨汁，頻搽患處，直至痊癒。

【注意事項】

1.脾胃虛寒易腹瀉者應少食。

2.凡腐爛、霉爛或生芽較多的土豆均含過量龍葵鹼，極易引起中毒，故一律不能食用。

山藥

【功效與應用】

山藥又名薯蕷、土薯。味甘，性平。有健脾補肺、益精固腎、止渴止瀉等功效。可治療體弱神疲、食欲不振、消化不良、慢性腹瀉、虛勞咳嗽、遺精盜汗、婦女白帶、糖尿病等。山藥含有豐富的營養物質，是物美價廉的補品，補而不膩，香而不燥，歷代醫家盛讚爲「理虛之要藥」。山藥中所含的粘液多糖物質與無機鹽類結合，可以形成骨質，使軟骨具有一定彈性；所含的粘液蛋白能預防心血管系統的脂肪沈積，保護動脈血管，阻止其過早硬化，並可使皮下脂肪減少，有一定減肥作用；能防止肺、腎等臟器中結締組織萎縮、預防膠原病的發生。常食山藥有白膚健身、抗衰防老之功。

【應用實例】

1.脾虛少食、腹瀉、消瘦、年老體弱：①山藥60克（或研爲細末），大棗30克，粳米適量，加水煮成稀粥，用糖調味服食，每日1~2次，經常服食。②亦可用山藥加蓮子、芡實共研細粉調成羹狀，蒸熟作糕點食用。（常人服食可白膚健身，老人食之可抗老防衰）

2.幼兒消化不良、腹瀉：山藥適量，一半生用，一半炒熟，混合研爲細末，一歲以下幼兒每次3克，每日2次，一歲以上幼兒每次6克，每日2次，小米湯送下。

3.脾虛白帶：山藥30克，蓮子30克（去皮、心），薏苡仁30克，洗淨後入砂鍋加水500毫升，用文火煮熟服食，每日1次，一般服5~7次即可。

4.糖尿病口渴、尿多、善饑：①山藥、天花粉各15克，水煎服，每日1次，經常飲服。②或每於飲前服食90~120克蒸熟山藥，連續數日。

5.虛勞咳嗽、慢性支氣管炎咳嗽痰喘：①鮮山藥60克搗爛，加甘蔗汁半杯和勻，燉熱服食。②或生山藥120克，切片，加水煮汁成兩大碗，以湯代茶，溫飲，時時飲服。

6.外用：①治急性乳腺炎，以鮮山藥搗成泥狀，拌入少許白糖，外敷患處。②治癰疽腫毒，以山藥、蓖麻子、糯米各等量，水浸合，共搗爲泥，外敷腫處。③治凍瘡，山藥搗爲泥，塗瘡口。

【注意事項】

山藥有收斂作用，大便燥結者不宜多食。

（三）瓜茄類

冬瓜

【功效與應用】

冬瓜又叫東瓜、白瓜、枕瓜。味甘、淡，性涼。具有清熱利水、消腫解毒、下氣消痰、潤肺生津等功效。可用於水腫、脹滿、腳氣、咳喘、消渴、瀉痢、癰腫、痔漏、暑熱煩渴等；還可解魚、酒之毒。冬瓜是瓜蔬中唯一不含脂肪的蔬菜，含糖量亦低，而所含丙醇二酸成分，可抑制糖類物質轉化爲脂肪，又具有利水消腫作用，能去掉過剩堆積的體脂，更是美容的佳品，常食冬瓜可輕身健體，同時其含鈉量較低，對糖尿病、冠心病、動脈硬化、高血壓，及腎臟病、浮腫病患者有良好治療作用，是減肥的佳蔬。冬瓜皮煎湯喝，能治腎炎浮腫；冬瓜籽熬水飲汁，對腸炎、肺炎有一定療效；冬瓜瓤洗面，可以滑淨皮膚，去皺美容。

【應用實例】

1.慢性腎炎、水腫、小便不利：冬瓜2斤，鯉魚1條（約1斤），亦可配赤小豆，不加食鹽，白水煮湯食之。

2.暑熱煩渴、痰熱喘咳：①冬瓜一個，去皮、瓤，搗汁，每次約飲1茶杯，每日2~3次，亦可加適量白糖飲服。②取鮮冬瓜500克，鮮荷葉30克，加白糖適量煎汁，代茶飲，時時飲服。

3.暑濕瀉泄、浮腫、腳氣、喘滿等症：冬瓜500克，赤小豆30克，同煎爛熟，飲湯食瓜、豆，時時食用。

4.肥胖症：冬瓜肉連皮切碎，每日30克，煎湯代茶，分數次飲服，經常飲用。

【注意事項】

冬瓜性偏涼，凡屬虛寒者，久病滑泄者忌食。

絲瓜

【功效與應用】

絲瓜又名天羅、布瓜、綿瓜、天吊瓜等。味甘，性涼。有清熱化痰、涼血解毒、祛風通絡的功效。可用於熱病煩渴、咳嗽痰喘、腸風痔漏、瘰瘡癰腫、血淋、乳汁不通等症。夏季常食幼嫩絲瓜， 能生津解暑；絲瓜老熟後去皮所留之網狀纖維，稱絲瓜絡，煅炭後有通絡作用，可用於胸脅痛、筋骨酸痛等症；絲瓜籽可以化痰排膿。研究顯示，絲瓜中所含皂甙有洋地黃樣強心作用。

【應用實例】

1.暑熱煩渴、腸風痔漏、瘰瘡癰腫、血淋等：①絲瓜250克切塊，豬瘦肉200克切片，加水適量燉湯，吃絲瓜、豬肉，喝湯。②若治癰疽不斂，在用上方的同時，另用絲瓜搗爛取汁，頻抹患處，可使其解毒收口。取方①內服。③治陰莖瘡潰，取方①內服，同時可用絲瓜連子搗汁，因此汁和五倍子末頻塗患處。

2.咳嗽痰喘、小兒百日咳：生絲瓜絞汁和蜜少許服用。治百日咳，也可將絲瓜藤切段擠取自然汁一小杯，燉熱加冰糖飲服。

【注意事項】

多服能滑腸致瀉，脾虛便溏者不宜服用。

黃瓜

【功效與應用】

黃瓜又名王瓜、胡瓜、刺瓜。味甘，性涼。能清熱、利尿、除濕、滑腸、降脂、減肥。可用於熱病煩渴、咽喉腫痛、目赤火眼、燒燙傷、熱痢、浮腫、肥胖等症。鮮黃瓜含有丙醇二酸，可抑制糖類物質轉變爲脂肪，故多吃黃瓜可以減肥；黃瓜還是美容佳品，將黃瓜去瓤、籽，搗爛取汁外擦，可以清潔和保護皮膚，舒展臉上的皺紋；黃瓜中含有嬌嫩的細纖維

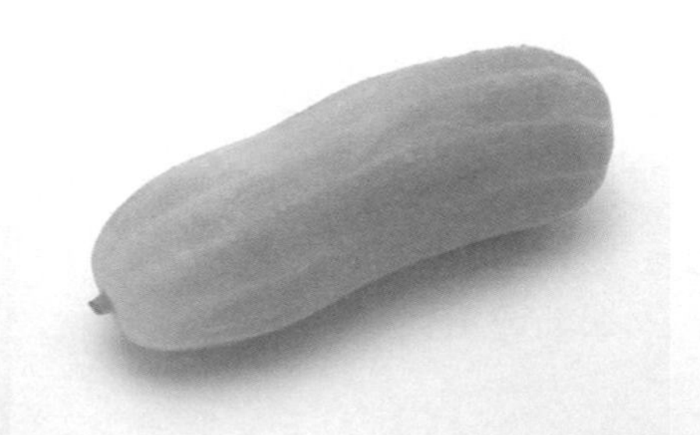

素，能促進腸道中腐敗的食物排泄，並有降低膽固醇的作用；黃瓜的青皮中含有綠原酸和咖啡酸，有抗菌消炎和刺激白血球吞噬的作用，帶皮食用黃瓜可治咽喉腫痛；黃瓜中所含葫蘆素C有肮腫瘤作用。

【應用實例】

1.熱病煩渴、咽喉腫痛、目赤火眼、燒傷燙傷：①鮮黃瓜100克切成薄片，淋上醬油6克，米醋5克，加少許蒜末、薑絲、精鹽、味精食之。②治咽喉腫痛和目赤腫痛，還可將老黃瓜去子，填入芒硝，陰乾，硝析出後刮下，點於咽喉部或眼睛裡。③治燒燙傷，可將老黃瓜搗爛取汁塗於水火燙傷之處。

2.幼兒胃腸型感冒、發燒、腹痛、腹瀉、嘔吐：鮮黃瓜葉洗淨，加水適量煎煮1小時，去渣，加白糖調服。

3.四肢浮腫：①老黃瓜皮30克，加水2碗，煎至1碗。每日2~3次，連續服用。②或黃瓜1個切開，以醋煮一半，水煎一半，至爛，合併一處，空心食下。

4.小兒熱痢：嫩黃瓜加蜂蜜服食。

5.熱毒瘡腫，跌打腫痛、美容：①鮮黃瓜切成小塊，壓擠汁液，濕敷患處。②美容則用棉花醮汁液擦抹臉部，能使皮膚細嫩光潔。

【注意事項】

1.黃瓜性寒涼，老年慢性支氣管炎、潰瘍病、結腸炎屬虛寒者忌食。

2.黃瓜多涼拌生吃，要注意衛生，否則易引起急性嘔吐、腹瀉。

南瓜

【功效與應用】

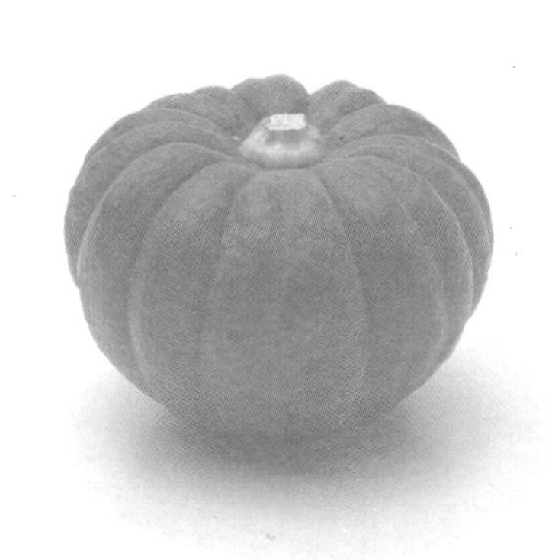

南瓜又名番瓜、麥瓜、飯瓜。味甘，性溫。有溫中益氣、消炎止痛、解毒殺蟲等功效。可用於脾胃虛弱、營養不良、肋間神經痛、肺癰、痢疾、蛔蟲、下肢潰瘍、燙灼傷等症；還可用來解鴉片毒。現代研究發現，南瓜能降低血糖，對糖尿病有較好療效，並對高血壓及肝臟的一些病變有預防和治療作用；所含的甘露醇又有通便的作用，可減少糞便中毒素對人體危害，可防止結腸癌的發生，故被稱為「防癌食物」；南瓜中胡蘿蔔素含量較高，它是維生素A的前體，被人體攝取後，很快轉化成維生素A而被吸收利用，對保護眼睛視力具有重要作用；它還含有一種「鈷」的成分，食用後有補血作用。南瓜子除驅蛔蟲、蟯蟲外，還有殺滅血吸蟲幼蟲的作用。

【應用實例】

1.中氣不足、神疲乏力：①南瓜50克，糯米60克，紅棗10克，加適量紅糖煮粥，日服2次，連服數天。②或取大米250克，淘淨，加水煮至七、八分成熟時，濾起，取南瓜1~2斤，去皮，切成塊，用油鹽炒過後，將過濾的大米倒於南瓜上，慢火蒸熟食之。

2.哮喘：①南瓜1個，蜂蜜60毫升，冰糖30克，先在瓜頂上開口，挖去部分瓜瓤，納入蜂蜜、冰糖，蓋好切口，放在盤中蒸1小時即可。每次1碗，每日早晚各食1次，連服5~7天。②若哮喘冬季嚴重者，可取南瓜5個，去子，入鍋內煮成粥，布包絞汁，再入鍋煮至一半，加鮮薑汁60克，麥芽1500克，慢火熬膏，每晚服150克，重者早晚各服1次。

3.糖尿病：南瓜250克，煮湯，飲湯食瓜，早晚各1次，連食1個月，病情穩定後，間歇食用。

4.夜盲症：南瓜花一束，鮮豬肝200克，煮熟調味食之。

5.蛔蟲、蟯蟲病：①每次吃生南瓜500克，空腹服食，連吃2天。②或每次空腹吃生南瓜子250克，每日1次，連吃2~3天。③或南瓜子研末，開水調服，每次1匙，1日2次，連服5~6日，此法尤適用於驅蟯蟲。兒童則根據年齡，酌情減量服食。

6.吸鴉片中毒：生南瓜搗汁，1次服200毫升。

7.下肢潰瘍、灼傷：①治下肢潰瘍，取生南瓜搗爛敷患處或曬乾研粉末撒患處。②治灼傷，以生南瓜搗漿外敷。

【注意事項】

凡有腳氣、黃疸、時病疳症、下痢脹滿、氣滯濕阻等病症皆忌服。

苦瓜

【功效與應用】

苦瓜又名癩瓜、癩葡萄、錦荔枝等。味苦，性寒。有清暑滌熱、明目解毒的功效。可用於熱病煩渴、中暑、痢疾、目赤腫痛、瘡瘍丹毒等症。現代研究顯示，苦瓜含有類似胰島素的物質，有明顯降血糖作用；苦瓜蛋白脂成分有提高免疫力，使免疫細胞具有殲滅入侵之「敵」的作用，因此苦瓜有抗癌潛力，有可能成爲抗癌的新藥。盛暑炎熱的時節，常吃苦瓜有增進食欲和清熱、提神、防暑之功，爲素體蘊熱者的食療佳品。

【應用實例】

1.中暑發燒、熱病煩渴：①鮮苦瓜1條，切爲兩截，取出瓤子，納入茶葉，再接合，懸掛通風處陰乾。每次切取6~9克，水煎或泡開水代茶飲。②取苦瓜1個，去瓤，荸薺20個，洗淨去皮，切片，旺火急炒，加入適量調味料服食。

2.痢疾、眼睛紅腫痛：鮮苦瓜1條，去瓤後搗爛如泥，加入白糖50克，拌勻，2小時後，濾去汁液飲服，1日2次，連服數日。

3.癤腫紅痛：鮮嫩苦瓜搗爛如漿，外敷患處。同時可用上方內服。

【注意事項】

1.脾胃虛寒者不宜食，食之可能導致吐瀉、腹痛。

2.鮮苦瓜搗汁飲服，清熱作用更強。

蕃茄

【功效與應用】

蕃茄又名西紅柿、番柿、洋柿子、六月柿等。味甘、酸，性微寒。有生津止渴、健胃消食、清暑利尿等作用。可用於熱病口渴、消化不良、小便赤熱、暑熱煩悶等病症。現代研究發現，蕃茄營養豐富，每人每天若吃100~200克蕃茄，就可以補償其維生素和礦物質的消耗。它還有很高的藥用價值，所含的維生素P可以保護血管，所含的黃酮類等物質有顯著止血、降壓、利尿和緩下的作用，其治療血友病的效能竟可與可的松匹敵；所含尼克酸能維持胃液的正常分泌，促進紅血球的形成，可以保護皮膚健康，對癩皮病有特殊療效；所含氟化汞對肝臟病有一定輔助治療作用；所含番茄素有助消化和利尿的作用；所含番茄鹼能抑制某些對人體有害的眞菌，可用於口腔炎等；所含一定量的維生素A可以防治夜盲症和眼乾燥症；番茄纖維素可以降低血液中的膽固醇；近年來發現它

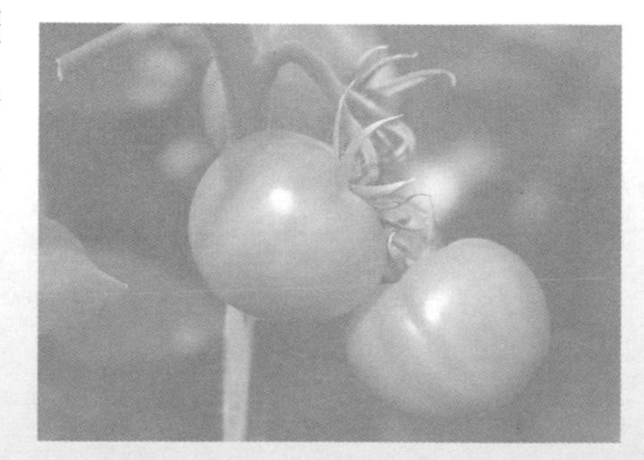

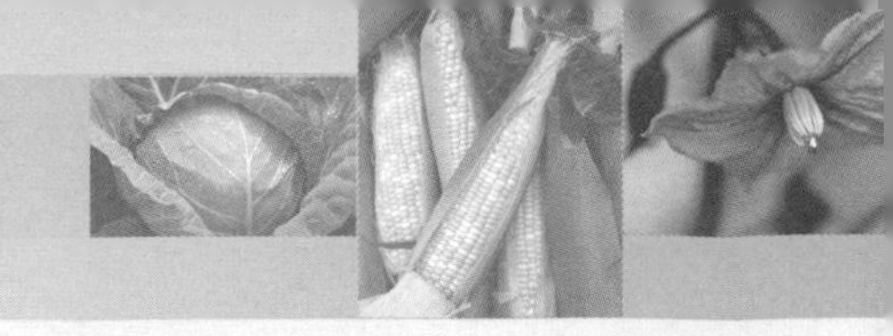

還含有一種抗癌、抗衰老的物質——谷胱甘月太，使體內某些細胞推遲衰老及使癌病率下降。

【應用實例】

1.熱病口渴、暑熱煩悶、小便赤熱等：①蕃茄去皮後白糖漬，糖溶後以酸甜可口爲宜，每日食用。②取蕃茄100克，冬瓜50克，加水500毫升，煮湯飲服。③蕃茄、西瓜分別取汁，合併二液，隨量飲用。

2.高血壓、眼底出血：每日清晨空腹生吃鮮蕃茄1~2個，半個月爲一療程。

3.脾胃不健、消化不良：蕃茄250克，生薑5克，雞蛋2個，豬瘦肉絲75克，旺火煎炒，調以適量佐料食之。

【注意事項】

蕃茄含有大量膠質、果質、肺膠酚和可溶性收斂劑等，而人在空腹時胃酸分泌較多，上述物質與胃酸起化學反應後，容易生成難以溶解的硬塊充塞胃腔，使胃內壓力升高，進而引起胃擴張、胃脹痛等。因此，正常人在空腹時最好不要生吃蕃茄。

茄子

【功效與應用】

茄子又名落蘇，古名「酪酥」。味甘，性涼。有清熱解毒、利尿

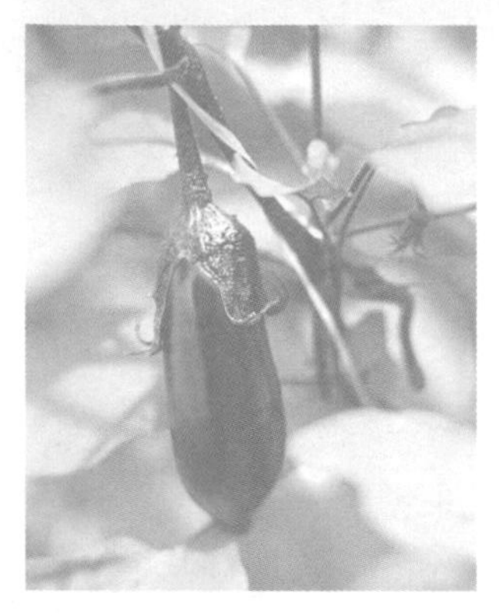

消腫、和血止痛等作用。可用於熱毒瘡癰、皮膚潰瘍、腸風便血、痔瘡出血、跌撲腫痛等病症，還可用於蜈蚣、蜂、蠍咬傷。茄子中的維生素P的含量較高，能增強微血管的韌性和彈性，保護微血管，提高微血管對疾病的抵抗力，保持細胞和毛細血管壁的正常滲透性，增強人體細胞間的粘著力，可以預防小血管出血，爲心血管病患者的食療佳品，尤其對動脈硬化症、高血壓、冠心病和咯血、紫癜及壞血病患者，有很好的輔助治療作用；常吃茄子可以預防高血壓所致的腦溢血、糖尿病所致的視網膜出血，對急性出血性腎炎等有一定療效。茄子所含的皂草甙、葫蘆巴鹼、小蘇鹼及膽鹼等成分，又能降低血液中的膽固醇含量，常食具有預防冠心病的作用。

【應用實例】

1.血熱便血、痔瘡出血、跌撲腫痛：①取經霜茄子燒炭存性，研末，每日空腹溫酒送服適量。②茄子煨熟，趁熱加白酒浸泡3日，去茄子，暖酒空心服飲。③治跌撲腫痛，可取茄子切片，焙研爲末，每次2~3克，溫酒調服以助活血散血之效。

2.乳腺炎、療瘡癰疽、皮膚潰瘍、老爛腳：茄子陰乾、煨煆存性，研爲細末，加入少量冰片混勻。治乳腺炎和療瘡癰疽，取上述茄子細末適量撒於凡士林紗布上，外敷患處；治皮膚潰瘍或老爛腳，則取上述茄子細末適量撒布創面，紗布包紮。

3.蜈蚣、蜂、蠍咬傷：取鮮茄子切開擦揉患處；或取鮮茄子搗爛，加適量白糖搗勻，塗敷傷處。

【注意事項】

茄子性寒滑利，尤其秋後茄子苦寒更甚，食時往往配以溫熱的蔥、薑、蒜、香菜等；脾胃虛寒、腸滑腹瀉、體質虛冷之人不宜多食。

辣椒

【功效與應用】

辣椒又名番椒、辣茄。味辛，性大熱。有溫中去寒、開胃消食、發汗除濕的功效。可以治療脾胃虛寒所致的脘腹冷痛、嘔吐、瀉痢等症，還可治療凍瘡、疥癬、瘧疾等症。現代研究發現，辣椒刺激味覺感受器，可反射性升高血壓；可增加血漿內游離的氫化考的松，深擦皮膚，使局部血管反射性擴張，促進血液循環旺盛，並能刺激感覺神經末梢，引起溫暖感；辣椒素能促進脂肪的新陳代謝，防止體內脂肪積存而引起肥胖；辣椒有抗菌殺蟲作用，所含辣椒鹼對蠟樣芽胞桿菌及枯草桿菌有明顯抑制作用；辣椒被人體吸收後形成一種特殊的化合物，可促進對人體組織細胞有致癌作用的「自由基」的吸收，進而具有預防癌症的作用。

【應用實例】

1. 寒濕困脾、食欲不振、神疲乏力：①辣椒200克，牛肉100克。先將牛肉煮開，撈出瀝乾切薄片，與切碎的辣椒一起，用滾油炒熟，隔數日食1次，連食十數次。②取鮮辣椒5~6隻，去蒂，挖去籽，將豬瘦肉肉糜塞入椒內，並以菜油燜燒，時時服食。

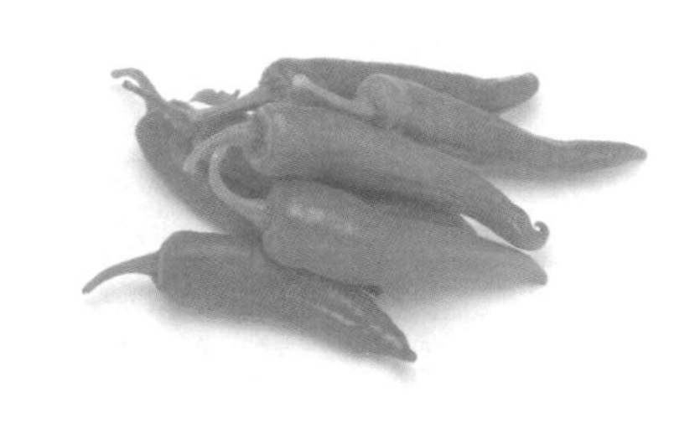

2. 寒性腹痛、痢疾水瀉：辣椒粉1克，早晨用熱豆腐皮包裹吞服，連食數日。

3. 瘧疾：辣椒子炒熟搗粉，加白礬研粉和勻，分成2份，於發作前溫開水送服1份。

4. 凍瘡：①若預防凍瘡，取辣椒細粉2份，凡士林8份，製成辣椒軟膏，拌勻塗於凍瘡好發部位。②若治療凍瘡，局部有紅腫發癢者，取釘頭辣椒6克，切碎，加60度燒酒30克，浸泡10天，去渣過濾，頻擦患處，1日3~5次，能促進消散。

5. 腮腺炎、蜂窩組織炎、多發性癤腫等一般外科炎症：取老紅辣椒焙焦研末，撒於患處，每日1次；或用油調成糊劑局部外敷，每日1~2次，連續用藥2~10天不等。

【注意事項】

辣椒含有辣椒城，刺激性強，大劑量口服可產生胃炎、腸炎、腹瀉、嘔吐等，因此不宜多服。尤其患有胃潰瘍、肺結核、食道炎、咯血、高血壓、牙痛、喉痛、爆發火眼、痔瘡、癤腫、月經過多等疾病的人不宜吃辣椒。

3 果品

荔枝

【功效與應用】

荔枝又名離支、麗枝、丹荔、勒荔、曆幣枝等。味甘酸，性溫。有生津養血、溫中理氣、健脾益腎等作用。可用於病後體虛、老年體虛、產後體弱、貧血、神經衰弱，以及脾腎陽虛之瀉泄、呃逆、腹痛等病症。實驗研究發現荔枝對大腦細胞有補養作用，並有利於皮膚細胞新陳代謝，改善色素的分泌及沈積，對美容養顏有一定價值。

【應用實例】

1.病後、產後及年老等所致氣血不足、體虛日久、貧血（無陰虛內熱者）：荔枝乾20克，粳米適量，同煮爲粥，每日當早餐食用。亦可再加適量紅棗同煮。

2.神經衰弱、健忘失眠、腰膝酸痛等：荔枝乾20個，鮮生山藥100克（去皮切片），五味子3克，桂圓肉10克，大米50克，同煮爲粥，加入適量白糖，每日早或晚一次服食，連續1~3週。

3.陽痿早洩、神疲乏力、腰腿酸軟：鮮荔枝1000克去殼，用低度白酒

1000毫升，浸泡1週以上。每次10毫升，每日2次，連續飲用。

4.脾虛瀉泄、老人五更瀉：荔枝乾果5個，山藥15克，蓮子10克，大棗10枚，水煎或煮粥食用。

5.虛寒性腹痛：荔枝肉5個，煮酒一小杯，連續服飲。

【注意事項】

1.荔枝性溫，多食可引起發燒上火，陰虛火旺病人慎用。

2.多食荔枝還可能導致「荔枝病」（主要由於低血糖所致），輕則噁心、四肢無力；重則頭暈目眩、心悸、出冷汗等。解救方法，可用荔枝殼煎水飲服，或大量靜脈注射葡萄糖溶液，可取得顯著療效。

桂圓

【功效與應用】

桂圓又名龍眼肉、圓眼肉等。味甘，性溫。其有補益心脾、益氣養血、安神保胎等功效。可治久病體虛、年老，及產後虛弱、心慌心悸、失眠健忘、脾虛瀉泄、妊娠水腫等病症。現代研究發現，桂圓對腦細胞有一定補養作用，對大腦皮質有鎮靜作用，進而對增強記憶、減輕大腦緊張疲勞特別有效；桂圓中含鐵量較高，維生素B_2也很豐富，可以減輕宮縮及下垂感，發揮保胎作用；對神經性心悸有一定療效；還具有延年益壽的作用。

【應用實例】

1.久病體虛、年老體弱或產後氣血虧虛等：桂圓肉10個，蓮子20克，糯米30克，加水熬粥，每日當早餐食用。

2.貧血、神經衰弱等所致頭昏眼花、失眠健忘，心慌心悸：桂圓肉、酸棗仁各10克，蓮子15克，芡實10克，加水燉湯，每日睡前服食，連服2~4週。

3.肺結核咯血、低熱盜汗及各種慢性病的康復：桂圓肉、山藥各30克，小甲魚1隻。先將甲魚宰殺洗淨，連殼同山藥、桂圓肉一起盛於瓷碗中，加水適量，隔水蒸熟，吃肉喝湯；連食數次。

4.脾虛瀉泄、虛腫：①桂圓肉乾14個，生薑片3片，煎湯飲服。②若治產後失眠、浮腫，可用桂圓肉乾15克，生薑10克，大棗15克，水煎服，連食1週。

【注意事項】

桂圓肉性溫而滋膩，內有痰火、停飲、濕阻中滿者忌食。

大棗

【功效與應用】

大棗又名紅棗、乾棗、棗子等。味甘，性溫。有補中益氣、養血安神、調和營衛等作用。可用於脾胃虛弱所致神疲乏力、血虛委黃、婦女臟燥、神志不安、心煩失眠等症。大棗性質平和，能培養脾胃，爲調補脾胃之常用食品。現代研究發現，大棗具有提高人的免疫能力，促進白血球的新陳代謝，降低血清膽固醇和增加血清總蛋白及白蛋白的作用，進而具有抗衰老與延年益壽作用，可治療貧血、血小板和白血球減少等症；大棗具有CAMP活性及抗變態反映、抑制中樞神經、保護肝臟、增強肌力、降低膽固醇、降低血清穀丙轉氨酶水準、抑制癌細胞增殖等作用，可用於治療過敏性紫癜、神經官能症、高膽固醇血症、肝炎、癌症等病，還可用於預防輸血反應；大棗還有緩和藥性的功能，在服用攻下藥及各種作用猛烈的藥物時，另服紅棗或配以紅棗同用，可緩解藥物的烈性，並調和各藥的寒熱偏性。

【應用實例】

1.體虛心悸、乏力、胃隱痛及胃潰瘍：大棗10枚（去核）、糯米50克煮粥，放適量白糖，每日當早餐食用。

2.過敏性紫癜、血小板減少症、白血球減少症、缺鐵性貧血：①紅棗60克洗淨，加水熬煎成濃湯，食棗飲湯，早晚各1次，連食2~4週。②或以大棗20枚（去核）、羊頸骨1~2根（搗破）、糯米50~100克，共煮稀粥，食鹽調味，分次食用，尤適於再生障礙性貧血、血小板減少性紫癜。

3.急性和慢性肝炎、肝硬化見血清轉氨酶活力較高者：紅棗、花生、冰糖各30克，先煎花生，再加紅棗、冰糖同煎，睡前飲服，每日1劑，30天爲1

療程。

4.婦女臟燥、精神恍惚、無故悲傷：大棗10枚，甘草9克，淮小麥30克，水煎服。

5.虛煩失眠、口乾、大便乾燥及乾咳無痰等症：鮮大棗1000克，洗淨去核取肉搗爛，加水適量，文火煎熬，過濾取汁，混入500克蜂蜜，於火上調勻即成，裝瓶備用，每次服15毫升，每日2次，連續服完。

6.高膽固醇血症：大棗、芹菜根各適量，煎湯常服。

7.脫肛日久不癒：大棗120克，陳醋250克，同煮至醋乾，取大棗服食。

【注意事項】

凡有濕痰較盛、脘腹脹滿、飲食積滯、大便秘結、腸道寄生蟲病、齲齒作痛及痰熱咳嗽等患者不宜食。

山楂

【功效與應用】

山楂又名紅果、山裡紅、胭脂果、赤棗子、酸梅子等。味酸甘，性微溫。有消食化積、理氣散瘀、收斂止瀉、殺菌等功效。可治食肉積滯所致脘腹脹痛、產後惡露不盡、閉經、腹瀉、痢疾等病症。現代研究顯示，山楂有擴張血管、增加冠狀動脈血流量、降低血壓、降低血清膽固醇和強心作用，還有收縮子宮作用及明顯的抑制各型痢疾桿菌、綠膿桿菌、大腸桿菌的作用，與其他藥物配合，可用於治療動脈硬化症、高血壓、冠心病及心功能不全等心血管疾病及痢疾、腸炎等病。山楂所含的大量維生素C和酸類物質，可促進胃液分泌，增加胃中酶類（包括澱酚酶、脂肪分解酶等）進而幫助消化。

【應用實例】

1.食積不化（尤其肉食難消化者）可致脘腹脹滿、腹痛腹瀉：①山楂15~30克，單味煮食，並飲汁，或加麥芽等藥同用。②傷食而引起腹痛瀉泄，可用焦山楂10克研末，開水調服。

2.血瘀經閉、痛經、產後惡露不盡、腹痛等血瘀症：山楂50克，去核搗碎煎濃汁，加入紅糖50克，溶化拌勻，空腹溫服，分2次1日服完，連服1週。

3.細菌性痢疾、腸炎腹泄腹痛：①20%的山楂煎劑加糖調味，每服200毫升（幼兒酌減），1日3次。

4.高血壓、冠心病、心絞痛、陣發性心動過速及高血脂症：①山楂10~12克，水煎服。②用中國大果山楂乾品，提煉成糖漿，使每毫升糖漿含山楂乾品0.65克，並加適量防腐劑，每次20毫升，飯後服，每天3次。

5.蟲病：鮮山楂1000克，去核，下午3時開始零食，晚上10時吃完，晚餐禁食，次晨用檳榔60克水煎1杯頓服。

6.幼兒消化不良、脾虛久瀉不止：取鮮山楂（去皮核）、山藥各等份，加適量白糖，調勻後蒸熟，壓製成幼兒愛吃的山楂餅，作爲幼兒零食。

【注意事項】

1.體虛而兼有食滯者，山楂應與黨參、白術等同用方妥。

2.脾胃虛弱、胃酸過多、氣虛便溏及牙齒有病者，愼食山楂。生食山楂過多後，令人嘈雜易饑。

核桃

【功效與應用】

核桃又名胡桃。味甘，性溫。有補腎固精、溫肺定喘、潤腸通便、利尿消石的功能。可用於腎虛腰痛、陽痿遺精、鬚髮早白、頭暈耳鳴、肺虛久喘、腸燥便秘、尿路結石等症。核桃仁具有補腦、增智、抗衰延壽之功，尤適於老年體虛的頭暈耳鳴、健忘失眠等病症；核桃油有補腎、緩下和驅絛蟲等功效，外用可治皮炎、濕疹以及外耳道癤腫。

【應用實例】

1.腎虛腰痛、陽痿遺精、失眠健忘等症：①每日早晚各嚼食生核桃肉1~2枚，長期食用。②或取核桃仁60克，切細，注以熱酒，另加紅糖調服。③還可用核桃仁50克，搗碎，細大米適量，淘淨加水適量煮成粥，經常佐餐食用，可健腦補腎。

2.喘咳日久，肺腎虧虛：① 核桃仁1000克，搗爛，加蜂蜜2斤和勻，用瓶裝好，每次食1匙，1日2次，開水送服。

3.老年或病後津虧之腸燥便秘：核桃仁4~5枚，每晚睡前伴少許蜜糖服食。

4.尿路結石、小便不利：核桃仁250克，冰糖250克，香油150克，以香油炸酥核桃仁，與冰糖共研爲糊狀，每次吃1匙，溫開水送下，每日4次，連續服完爲一療程，可用1_3個療程。

5.皮炎、疥癬、濕疹、中耳炎等：核桃肉適量，布包加壓擠油，或加少量冰片更佳，塗敷患處，每日2~3次，連用1~3週；中耳炎則採取滴耳法。

【注意事項】

1.定喘止咳、補腎固精宜連皮用，潤腸通便宜去皮用。

2.核桃油分多，多食可影響脾胃消化；便溏、腹瀉、痰熱咳喘、陰虛火旺者忌食。

板栗

【功效與應用】

板栗又名栗子、栗果、大栗等。味甘，性溫。有補腎壯腰、強筋健骨、養胃健脾、活血止血等功效。可用於腎虛所致腰膝酸軟，脾胃虛寒引起的反胃、瀉泄，吐、衄、便血，外傷筋骨瘀血腫痛等病症。板栗是富有營養的滋補食品，也是補養治病的良藥，可與人參、黃芪、當歸等補藥媲美，尤其主補腎氣、善治腎虛諸疾，故稱之爲「腎之果」，多服、久服可以增強體質、促進健康、延年益壽。現代研究發現，板栗含有不飽和脂肪酸和多種維生素，有對抗高血壓、冠心病、動脈硬化等疾病的功效。

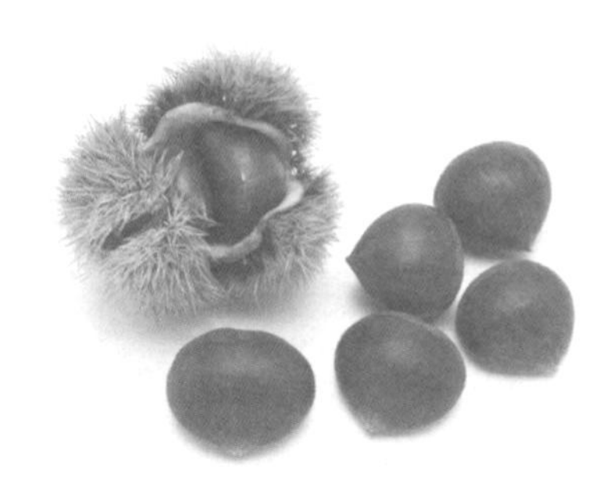

【應用實例】

1.腎虛腰膝無力、幼兒筋骨軟弱：①板栗與大米煮粥，加適量白糖食用，每日1次。②取板栗風乾，每日空腹吃7枚，並同時以豬腎煮粥吃。③鮮板栗30克，置火堆上煨熟吃，每日早晚各1次。

2.脾虛瀉泄、嬰兒腹瀉：①板栗肉30克，大棗10個，茯苓12克，大米100克，共煮成粥，加糖調味吃之。②若治嬰兒腹瀉，可用板栗肉磨粉，煮成糊糊，加白糖適量，酌量餵給嬰兒吃。

3.維生素B2缺乏引起的口角炎、唇炎、舌炎、陰囊炎等：板栗炒熟，每次吃5~7枚，每日吃2次。

【注意事項】

1.治吐血、衄血、便血等宜生吃，但栗子不易消化，故一次不宜吃得過多。

2.凡遇脾虛消化不好、濕熱較盛者不宜食，外感未去、痞滿疳疾、瘰癧、產後、幼兒等均不可吃之過多。

松子

【功效與應用】

松子又稱松子仁。味甘，性平。有滋陰、潤肺、滑腸的作用。可用於肝腎陰虛的頭暈眼花和盜汗心悸、肺燥咳嗽、腸燥便秘等病症。松子富含脂肪油，能潤腸通便，具有緩瀉作用而不傷正氣，故尤其適用於年老體弱、婦女產後及病後的大便秘結。

【應用實例】

1.老人、產婦的便秘及病後體虛的便秘：①松子（去殼)30克，粳米50~100克，蔗糖適量。先用粳米如常法煮粥，將熟之前放入松子，煮至粥成，加糖調味，作早點或夜點心服用，連食1~3週。②若治陰虛腸燥便秘，可用松子仁15克，火麻仁12克，瓜蔞仁15克，炒積殼10克，水煎服，每日一劑，分3次服。

2.肺燥乾咳少痰，咽喉乾痛者：松子仁30克，核桃仁60克，共研成膏狀，用熱蜂蜜拌勻，每次服6克，每日2次，連服1~3個月。

3.肝腎陰虛所致的頭昏、眼花、盜汗：松子仁、黑芝麻、枸杞子、杭菊花各10克，水煎服，每日1劑，連服1~3個月。

【注意事項】

大便溏薄或瀉泄患者及滑精、濕痰患者忌用。

石榴

【功效與應用】

石榴又名安石榴、金罌。味甘、酸，性溫。有生津止渴、澀腸止瀉、殺蟲止痢的功效。可用於咽燥口渴、口舌生瘡、瀉泄、痢疾等。現代研究發現，石榴含有石榴酸等多種有機酸，能幫助消化吸收，增進食欲；石榴有明顯收斂、抑菌、抗病毒的作用，對痢疾桿菌有抑制、殺滅作用，對體內寄生蟲有麻痹作用；石榴子油有雌性激素樣作用。

【應用實例】

1.口燥咽乾、煩渴不休：①每日食鮮石榴2個，生食或絞汁飲，連食1~3週。②或取鮮石榴2個，去皮取果實，用水煎煮半小時，加入適量冰糖，冷卻後飲用，是夏季上好的清涼飲料，亦可作醒酒用。

2.咽炎、口腔爲及粘膜潰瘍：①鮮石榴1~2個，去皮搗爛，在開水中浸泡，冷卻後作含漱用，每日多次，經常應用。②或取石榴子榨汁，加白糖或冰糖，製成糖漿，用以含漱並內服。

3.腸炎腹痛、久瀉久痢：①石榴1個，煅炭存性，研爲細末，每日取10克，加紅糖適量，加熱溶化拌勻後，分2次服用，連服1~3週。②或取鮮（乾）石榴皮洗淨加水適量煎煮2次，每次30分鐘，合併兩次煎液，濃縮至較稠時，加入蜂蜜，煮沸停火，待冷，裝瓶備用，用時可用開水化開飲服，每次1匙，每日2次。③還可取鮮石榴2個，去皮搗爛絞汁，與適量生薑、茶葉加水同煎，每次50毫升，每日2次，連飲1~2週。

【注意事項】

石榴不宜多食，食之過多可損傷肺氣，損傷牙齒，助生痰濕。

楊梅

【功效與應用】

楊梅又名樹梅、白蒂梅、聖生梅等。味甘酸，性溫。有生津解渴、和胃消食、止嘔止痢、止血生機等功效。可用於中暑、傷食、醉酒、嘔吐、瀉痢、外傷、潰瘍等。實驗研究顯示，楊梅對大腸桿菌、痢疾桿菌等細菌有抑制作用，有消炎收斂的作用；楊梅含有豐富的維生素C、葡萄糖、果糖、檸檬酸、蘋果酸、草酸、乳酸臘質等物質，可營養機體，並可增加胃中酸度，有增進食欲、和胃消食的作用，平常於酒畢飯後吃楊梅，有助於醒酒、消食。夏季飲用楊梅酒或楊梅湯，可開胃提神。

【應用實例】

1.夏季防暑、中暑或傷食後吐瀉腹痛：①適量上好楊梅，用50~60度白酒浸泡，密封20多天後飲用。②或在白酒中兌入適量冷開水，放入楊梅，並加入少許佛手片，半月後食用。每日15~30毫升，連續飲服數日。③亦可將鮮楊梅與白糖等量混合搗爛，放入瓷罐密封1周，吃時用冷開水調和。

2.夏季痧症的腹痛、吐瀉：取紫紅熟楊梅，加酒浸泡，以浸沒楊梅爲度，密封1週後即可啓用，每次吃酒浸楊梅1~2個，日服2~3次。

3.外傷出血、創面潰瘍、燒燙傷：楊梅燒炭存性，研末外敷患處；治燒燙傷最好用麻油調和後塗敷傷處。

【注意事項】

1.楊梅一次不可吃太多，多食後能損齒傷筋、令人發燒、發瘡、生痰，血熱火旺的人不宜吃楊梅。

2.忌與生蔥同食。

櫻桃

【功效與應用】

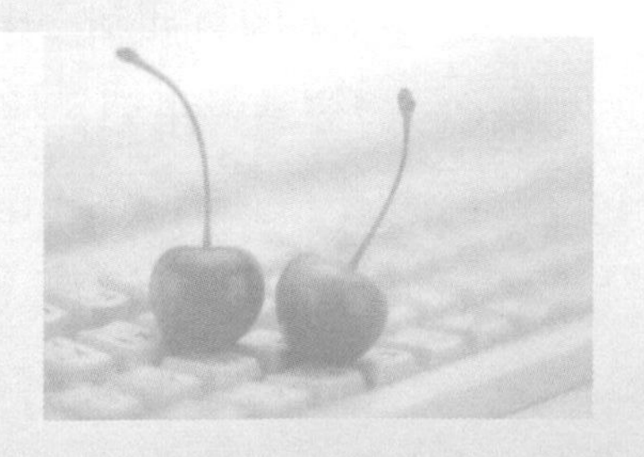

櫻桃又名荊桃、含桃、朱桃、櫻珠

等。味甘，性溫。有補益氣血、祛風除濕、透疹解毒的功效。可用於病後體弱、氣血不足、風濕腰腿疼痛、癱瘓、疹發不出、蟲蛇咬傷、燒燙傷等。體質虛弱、皮膚粗糙、中風後遺症者，均可飲服櫻桃酒，有保健治療作用。櫻桃含鐵量非常高，可謂百果之冠，飲服鮮櫻桃汁有利於缺鐵性貧血的恢復。

【應用實例】

1.病後體虛、食少神疲：鮮櫻桃1000克，絞汁，於文火上煎半小時，再加入蜂蜜500克拌勻，冷卻後裝瓶備用。每次飲服10毫升，每日2次，連續服用。

2.風濕痹痛、癱瘓：鮮櫻桃1000克，洗淨晾乾，獨活50克，威靈仙30克，泡入5斤白酒中，1個月後飲用，每次飲酒適量，並吃酒漬櫻桃10個，連續食完。

3.潤澤皮膚、去皺美容：鮮櫻桃250克絞汁，飲服一半，另一半於臨睡前塗臉，日日用之。

【注意事項】

櫻桃食之過多，可發虛熱或令人嘔吐。

桃

【功效與應用】

桃俗稱桃子。味甘酸，性溫。有生津潤腸、活血消積、止喘、降壓、美容等功效。可用於夏日口渴、腸燥便秘、婦女痛經閉經、虛勞喘咳、高血壓等。桃含鉀量較高，適用於有水腫的病人，作爲服利尿藥時的輔助食物，有補鉀作用。桃有緩和的活血化瘀作用，故婦女經期時宜食；少婦在月經初潮後的一段時間，往往月經尚未正常來潮，可多吃鮮桃或桃脯，對因過食生冷而引起痛經者更宜。食桃還可增加人體對鐵的吸收，對皮膚代謝有促進作用。

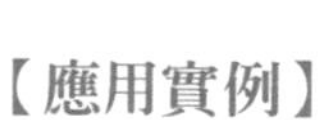

【應用實例】

1.夏日口渴、便秘（老年人腸燥便秘及體虛便秘）、痛經、閉經等：鮮桃去皮，切片，用白糖醃漬，飯後飲汁食肉，長期食用。

2.虛勞喘咳：鮮桃3個，削皮，加冰糖30克，隔水燉爛後去核食之，每天1次。

3.高血壓：鮮桃去皮、核食之，每天早晚各1次，每次1~2個。

4.去皺紋、潤皮膚：鮮桃2個，去皮、核壓汁，與適量淘米水混合，擦洗臉部。

【注意事項】

長期過量食桃，容易使人腹脹並易生癰癤。

杏

【功效與應用】

杏又名杏子、杏實。味甘酸，性溫。有生津止渴、潤肺定喘的功效。可用於暑熱傷津、口渴咽乾、肺燥喘咳等。鮮食杏肉可促進胃腸蠕動，開胃生津。杏仁較杏肉含有更多的蛋白質、脂肪酸、微量元素、維生素等成分，並含有豐富的脂肪油。杏仁是一味常用於止咳平喘的中藥。

【應用實例】

1.傷風感冒所致的咳嗽、痰多、氣喘：甜杏15~20克，桑白皮15克，豬肺250克，加清水適量燉服。

2.高燒口乾、結核漸熱、咳嗽盜汗：鮮杏洗淨去皮、核，搗爛取汁過濾去渣，用文火濃煎至膏狀，裝瓶密封，1周後食用。成人每次服10毫升，幼兒酌減，早晚各1次，連用數日乃至數週。

3.肺腎兩虛的咳喘：取杏500克洗淨去核（留仁），核桃仁250克，蜂蜜750克。先用水將杏肉及仁煎熬1小時，加入切碎的核桃仁，再煎半小時後，加入蜂蜜拌勻，20分鐘即成蜜餞，裝瓶備用。每次服10克，每日2次，連續服用。

【注意事項】

1.杏多食易傷脾胃，幼兒服食過多易損壞牙齒。

2.苦杏仁經酶水解後產生氫氰酸，對呼吸中樞有鎮靜作用，故可止咳喘，但具有毒性，須注意用法及用量，不能當食品用。

梅

【功效與應用】

梅又名梅子、梅實、青梅等。未成熟梅子的乾燥製品叫做烏梅。味酸，性溫。有斂肺止咳、生津止渴、澀湯止瀉、安蛔止痛等功效。可用於肺虛久咳、虛熱煩渴、久瀉、久瘧、痢疾、便血、尿血、血崩、蛔蟲腹痛等病症。現代研究發現，梅子對大腸桿菌、痢疾桿菌、傷寒桿菌、霍亂弧菌、綠膿桿菌、結核桿菌，以及各種皮膚眞菌等均有抑制作用，並能收縮膽囊，促進膽汁分泌，還有一定的抗過敏作用。近年來，醫療界單用本品或以其組成的複方來治療膽道蛔蟲症及細菌性痢疾等病，取得一定的療效。梅子含鉀量較高，一般含鉀多的食物而含鈉亦多，而梅子含鈉量較少，長期服用利尿藥者，食用梅子或梅汁合宜。梅子漬以白糖，俗稱白糖梅子，食時酸甜可口，盛夏之日，每日吃1~2顆白糖梅子，既可生津解渴，又可預防腸道傳染病。

【應用實例】

1.肺虛久咳：梅子肉（微炒），罌粟殼（去筋膜、蜜炒）各等份，研成粉末，每次服6克，臨睡時用蜜湯調服。

2.暑天心煩口渴、溫病口渴或高溫失水口渴：烏梅適量，用水泡發，加糖一起熬，冷卻後即成酸梅湯（或先將烏梅泡發，加入冰糖、桂花、蜂蜜和水一起熬煎，冰鎮後即成，此爲清朝宮廷御膳房中酸梅湯的製法）。此方亦可用於久瀉久痢病。

3.急性胃腸炎、慢性腹瀉：鮮梅適量洗淨，去核搗爛，過濾取汁，用文火煎成膏狀即成（鮮梅膏），每次10毫升，早晚飯前各1次，連服1週。

4.腸炎、菌痢、蛔蟲性腹痛：①烏梅100克，用冷水泡發，去核搗爛，加適量水，先用文火煎熬，半小時後取汁，加水再煎，共煎2次，將煎液合併，用文火煎熬成稠膏狀，加入100克蜂蜜、250克冰糖拌勻，冷卻後封裝保存，每次取服10毫升，每日2~3次，連服1周。②治蛔蟲性腹痛，亦可取將熟未熟的青梅30克，黃酒100毫升，隔水煎20分鐘，趁熱飲服，每次服20~30毫升。

5.夏季害痧、腹痛嘔吐：取將熟未熟的青梅浸酒，酒浸沒梅子，高出1~2吋，密封1個月後可用，越陳越好。每日飲青梅酒適量，並吃酒浸青梅。

【注意事項】

胃酸過多者慎用。

李子

【功效與應用】

李子又名李、李實、嘉應子。味甘酸，性平。有生津止渴、清肝滌熱、活血利水之功效。可用於內傷癆熱、肝病腹水等病症。現代研究發現，李子富含碳水化合物及多種氨基酸，並可促進消化酶及胃酸的分泌，增加胃腸蠕動，是慢性肝病患者的食療佳品。古時候，取李子汁和酒飲之，謂之駐色酒，用以養顏美容，並可預防疰夏。

【應用實例】

1.口燥咽乾、骨蒸潮熱的內傷癆熱症：用鮮李洗淨，去核絞汁，每次30毫升，早晚各服1次。

2.肝硬化腹水：每日吃適量鮮李子，以助化瘀利水消腫。

【注意事項】

1.吃李子後不宜多喝水，否則易發生腹瀉。

2.李子不可多食，多食易助濕生痰，損傷脾胃，尤其脾胃虛弱者，更應少吃。

葡萄

【功效與應用】

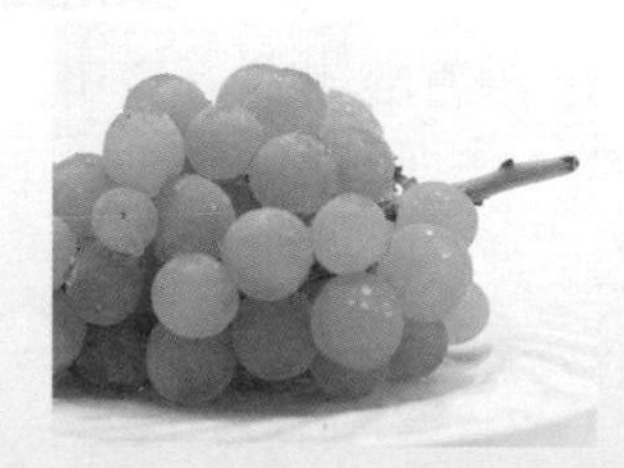

葡萄又名蒲桃、草龍珠、山葫蘆等，味甘酸，性平。有補氣血、強筋骨、健精神、滋陰

津、利小便等作用。可用於氣血虛弱、腰腿酸軟、精神疲乏、熱病煩渴、小便不利等病症。現代研究發現，葡萄對大腦神經有補益興奮作用，大量食用可補充人體能量，治療神經衰弱和疲勞過度；葡萄還有利尿的作用；並具有某種維生素P的活性。若將鮮葡萄製成葡萄乾以後，糖與鐵質的含量相對增加，是兒童、婦女及體弱貧血者的滋補佳品。

【應用實例】

1.氣血不足、心悸失眠、神疲、盜汗、貧血（尤適於缺鐵性貧血）等：葡萄乾、桂圓肉各適量，加少許大米熬成稀粥，每日當飯吃，連食1~2個月。

2.血小板減少或粒細胞減少症、慢性胃炎：每次飲服葡萄酒10~20毫升，每天2~3次。

3.肝腎虧虛所致、腰膝酸痛或風濕痹痛：葡萄乾、人參各適量，浸酒常服之。

4.熱病煩渴、乾咳無痰、咽乾聲嘶等病症：大量鮮葡萄洗淨絞汁，文火煎濃成膏狀，加入等量蜂蜜拌勻，冷卻裝瓶備用。每次取服10毫升，每日2次，開水沖服，連服1~3週。

5.淋病小便涉少或疼痛帶血：取葡萄汁、藕汁、生地黃汁各300毫升，加入蜂蜜250克，煎沸即可，每次飯前服120毫升。

【注意事項】

脾胃虛弱者不宜食之太多，多食則令人瀉泄。

枸杞子

【功效與應用】

枸杞子又名血杞子、甜菜子。味甘，性平。有滋補肝腎、生精養血明目、滋陰潤肺止嗽等功效。可治療眩暈耳鳴、視力減退、腰膝酸軟、糖尿病等病症。現代研究顯示，枸杞子有影響脂質代謝和抗脂肪肝的作用，有降低血糖、膽固醇作用，同時有擬膽鹼樣作用，還能促進乳酸菌生長及產酸作用。久服枸杞子可堅筋骨、耐寒暑、安心神，令人長壽。

【應用實例】

1.眩暈耳鳴、視力減退、腰膝酸軟、陽痿遺精或年老體弱者：枸杞子30~60克，加白酒1斤，浸泡7天以後即可飲服。每次5~10毫升，每日2~3次。

2.病後體弱、年老體弱者：枸杞子25克，大米100克，同煮爲稠粥，每日1~2次食用，久服可以益壽延年。

3.夜盲症、視力減退：枸杞子、白菊花各適量，泡水代茶飲用。

4.糖尿病：枸杞子15克，兔肉250克，文火燉熟，食鹽調味，飲湯食用。

【注意事項】

1.枸杞子可鮮食，亦可泡酒服，還可與米煮粥食。

2.外邪實熱、脾虛便溏者不宜服。

葵花子

【功效與應用】

葵花子又名向日葵子、葵子。味甘，性平。具有降壓、治痢、祛蟲等作用。可用於高血壓、血痢、蟯蟲病的防治。葵花子中所含磷脂對動物的急性高脂血症及慢性的高膽固醇血症有預防作用，它所含的向日葵油中的亞油酸部分能抑制實驗性血栓的形成，故適量常食葵花子，有益於預防高脂血症、高膽固醇血症及血栓形成。

【應用實例】

1.高血壓：生葵花子，每日1把剝殼吃；也可配飲芹菜根汁，每日服1杯。

2.血痢：葵花子（去殼）30克，搗碎，沖開水適量，煎煮半小時，加冰糖適量服用。

3.蟯蟲病：葵花子250克，去殼，臨睡前空腹1次嚼服，連用2~3次。

【注意事項】

1.葵花子炒熟後性溫燥，多食易引起口乾、口瘡、牙痛等「上火」的毛病。

2.用於驅蟯蟲時，務必生吃，炒熟後吃效果就較差。

椰子

【功效與應用】

椰子又名椰栗、胥耶、越王頭等。味甘，性平。椰肉又稱椰瓤，椰肉裡面充滿的椰子漿，又名椰酒。椰肉有補益脾胃的作用，椰酒有清暑解渴、強心利尿的作用，椰肉和椰漿都有驅殺薑片蟲和絛蟲的功效。椰子可用於體弱者的滋補、暑熱煩渴或熱病傷津、尿少浮腫等病症及薑片蟲、絛蟲等腸道寄生蟲病。有輕度心臟功能不全或低血鉀病人食之有保健作用。

【應用實例】

1.體弱者的滋補：椰肉適量、切成塊或絲榨汁，與枸杞子、黑棗、母雞（切成塊）共燉食用，可達健脾胃、補氣血的效果。

2.暑熱傷津或熱病耗津、口渴心煩，尿色深黃者及左心功能不全引起的水腫：服新鮮椰子漿，不拘量，隨時飲服。

3.胃腸炎：椰子汁靜脈注射，每次300~500毫升（注意：椰子汁本身無菌，但它是一種很好的細菌培養基，故取汁前應仔細檢查椰子殼有無裂縫，取出的液體還需用無菌紗布過濾後才能作靜脈注射，且宜現取現用，不宜儲存）。

【注意事項】

椰子漿取出後，應隨時飲盡，不可久置，否則易變質。

無花果

【功效與應用】

無花果又名天生子、奶漿果等。味甘，性平。有健胃清腸、解毒消腫、發乳、抗癌等功效，可用於腹瀉、痢疾、便秘、痔瘡、咽喉腫痛、癰瘡疥癬、缺乳、腫瘤等病症。現代研究發現，無花果有降低血脂、甘油三酯的作用，對高血壓、冠心病、動脈硬化等老年常見病有促進改善的作用；近年發現，無花果的乾果、未成熟果實和植物的乳汁都含有抗癌成分，可抑制癌細胞生成進程或使之退化；此外，對痢疾桿菌有一定的抑制作用。

【應用實例】

1.胃腸濕熱引起的腹瀉、脘腹不適、痢疾、痔瘡、便秘、脫肛等症：①無花果5~7個，水煎服。②鮮無花果剝皮生食，每日5個左右。連食3~5天。③乾無花果10個，豬大腸7段，水煎服④無花果5個在火上烘烤，變軟後剝皮吃肉，每日1次，連食3~7天，尤適於幼兒腹瀉不止和痢疾。

2.肺熱聲嘶、咽喉腫痛：無花果30克煎水，加冰糖調服；可同時以鮮無花果曬乾，研末吹喉。

3.諸癧瘡疥癬：無花果適量煎水外洗；或無花果連皮搗爛成泥，用麻油調和，外敷患處；或以無花果研末後撒布創面。

4.腫瘤的輔助治療或抗衰老：無花果1500克，去皮後將果肉搗爛，在火上煎熱，加入500克白糖拌勻溶化，冷卻後即可服用。每次吃15克，每日2次，連食1~3個月。

銀杏

【功效與應用】

銀杏又名白果。味甘、苦、澀，性平。有小毒。能斂肺止咳定喘、縮尿澀帶、驅蟲。適用於喘咳、遺尿、遺精、帶下、蟯蟲病等。實驗顯示，白果能抑制結核桿菌的生長，對多種類型的葡萄球菌、鏈球菌、白喉桿菌、炭疽桿菌、枯草桿菌、大腸桿菌、傷寒桿菌亦有不同程度的抑制作用，對皮膚眞菌也有抑制作用；它所含的果酚甲有短暫降壓作用，並使血管通透性增加。

【應用實例】

1.支氣管哮喘、肺結核咳嗽：①銀杏9~12克（炒、去殼），加水煮熟，再加入適量蜂蜜或冰糖，喝湯吃銀杏肉，每晚睡前服用，此方尤適於哮喘發作期的輔助治療。②治肺結核，亦可將銀杏用菜油浸一年以上，每次食2粒，每日2次。

2.婦女赤白帶下：銀杏、蓮肉、江米各15克，研細備用。烏骨雞1隻，去腸，將研細的銀杏、蓮肉、江米置於雞腹內，並加胡椒3克（搗碎），加水燉爛，吃雞肉、銀杏、江米與湯，空腹時食用，亦可佐餐用，分2天吃完。

3.遺尿：銀杏炒熟，去殼，食肉。4~5歲兒童每次吃2~4週，5歲以上每次5~7粒，成人每次8~10粒，1日2次，須細嚼慢嚥，連食2~4週，或吃至不遺尿爲度。

4.腎虛遺精：①銀杏15克，金櫻子12克，芡實12克，共煎2次，混合2次煎液，1日分2次飲服，連服3~5周。②或每日取銀杏3~5粒，酒煮食，連食4~5日。

【注意事項】

1.銀杏有小毒，其中之綠色胚芽最毒。銀杏不可生食，熟食亦不可過量，以防中毒；本品的毒性成分能溶於水，加熱可使其毒性減弱。

2.吃銀杏中毒的一般表現爲嘔吐、腹痛、腹瀉、發燒、紫紺等；重者出現恐懼、怪叫、昏迷、抽搐等神經症狀，甚至可導致呼吸肌麻痹而死亡。中毒搶救時先予洗胃、導瀉、灌腸，以清除胃腸道中的銀杏；抽搐者，給鎮痙劑；紫紺者，給氧；呼吸衰竭者，給呼吸興奮劑，必要時給予人工呼吸。中藥可用生甘草60克或銀杏殼30克煎服；在呼吸衰竭時，可用麝香0.3克，溫水灌服。

番木瓜

【功效與應用】

番木瓜又名南瓜、石瓜、乳瓜、萬壽果等。味甘，性平。有健胃消食、解毒止痢的功效。內服可用於消化不良、胃痛、痢疾、胃潰瘍、十二指腸球部潰瘍等病症；外用對長年爛腳、外傷、灼傷等病有效。番木瓜外用於外傷、灼傷時，只清除壞死組織，對正常組織沒有損害，可代替手術擴創，減少換藥次數。木瓜蛋白酶能幫助蛋白消化，有類似於人體所分泌的胃蛋白酶和胰蛋白酶的作用，可用於慢性消化不良及胃炎等；南瓜鹼具有抗腫瘤作用及抗菌和抗寄生蟲作用。

【應用實例】

1.胃病、消化不良、痢疾等症：番木瓜50~100克，煎湯內服；或用鮮木瓜適量搗汁飲服；亦可取番木瓜生吃或煮熟食。

2.長年爛腳：番木瓜100克，單味煎水外洗。

3.絛蟲、蛔蟲等腸寄生蟲病：番木瓜乾粉，每次9克，早晨空腹時用溫開水調服。

【注意事項】

1.治胃病、消化不良以未熟果實較好，而治紅白痢疾則以熟果較好。

2.番木瓜與木瓜不同，番木瓜爲消食健胃化積之食物，木瓜則是舒筋活絡、和胃化濕之藥品，二者效用有別。

橄欖

【功效與應用】

橄欖又名青果、青子。味甘、澀、酸，性平。有清肺、利咽、止咳、生津、解毒等功效。可用於肺熱咽喉腫痛、咳嗽吐血、菌痢、癲癇、魚骨鯁喉、誤食魚肉中毒及酒毒等。秋冬季節，每日嚼食2~3枚鮮橄欖，有利於防治上呼吸道感染；兒童經常食橄欖對骨骼發育大有補益之功；橄欖還具有收斂、消炎及減少滲出的作用，有益於潰瘍創面的恢復，尚可用於急性炎症性皮膚病。

【應用實例】

1.風火喉痛、喉間紅腫：鮮橄欖、鮮蘿蔔、水煎服，此方亦可預防白喉、上感、流感。

2.慢性咽炎、喉炎引起的聲音嘶啞、咽喉乾痛：取橄欖5個，綠茶適量，膨大海2枚，蜂蜜20毫升，先將橄欖煎水500毫升，然後用此水泡入茶、膨大海，並調入蜂蜜，頻頻飲服，連服1~4週。

3.百日咳及咳嗽：生橄欖20個，打碎，加冰糖50克同燉，1日分3次服完，連服數週。

4.痔瘡出血、慢性胃出血等症：①鮮橄欖15個（去核搗爛），豬瘦肉

150克，與水共煎，加入少許食鹽，煮熟後，食肉飲湯，每日1次，連用數週。

【注意事項】

1.橄欖生吃先澀後甜，清香獨特，可調整食欲，舒暢神志，鹽醃蜜餞後可以久藏不壞。

2.凡熱性咳嗽者，待熱稍退後才能食用橄欖。

鳳梨

【功效與應用】

鳳梨又名菠蘿。味甘酸，性平。有生津解渴清暑、補脾胃、固元氣、益氣血、強精神、消食、祛濕等功效。可用於傷暑、傷食、脾胃兩虛、神疲乏力、腰膝酸軟、腎炎水腫、高血壓、咳嗽痰多等症。鳳梨中含有一種強力酵素——波蘿蛋白酶，它能溶解導致心臟病發作的血栓，能防止血栓的形成，並能加速溶解組織中的纖維蛋白和蛋白凝塊功能，進而改善局部血液淋巴循環，達到消炎消腫的作用。

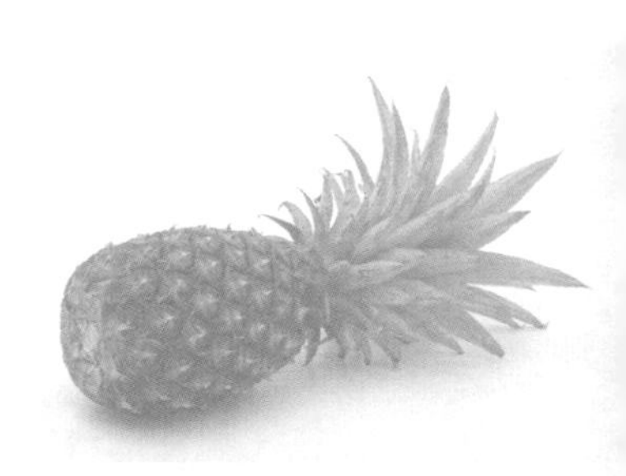

【應用實例】

1.傷暑煩渴，或傷食（尤其肉類），消化不良：生吃鳳梨，每次約250克，每日2次，連食3~5天。

2.脾胃虛弱、神疲乏力、頭目昏花、腰膝酸軟：鮮鳳梨3個，去皮搗爛絞汁，將汁於火上煎稠，加入1500克蜂蜜，攪勻，冷卻裝瓶。每次取服15毫升，每日2次，連續服完。

3.高血壓、腎炎水腫：鮮鳳梨1個去皮絞汁，每次30毫升，每日2~3次，用冷開水沖服，連服數週。

4.下肢潰瘍：割取鳳梨樹皮，取其流出的液汁外塗患部。

【注意事項】

1.有的人因體質因素對鳳梨過敏，不宜食用。

2.鳳梨中所含一些有機酸，可使人體產生不適，故食用鳳梨時，應去皮後切成片或塊，然後放在開水裡煮一下再吃；或放在鹽水裡浸泡30分鐘左右，再用冷開水浸洗去鹹味，這樣可促進有機酸分解，可避免和減輕過敏反應。

檸檬

【功效與應用】

檸檬又名黎檬子、檸果、檬子、藥果、宜母子等。味酸，性平。有生津、止渴、祛暑、安胎、降脂、消炎等作用。可用於暑天煩渴、

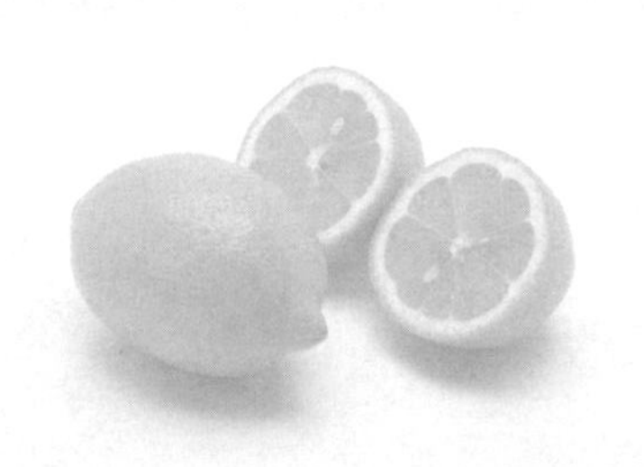

孕婦食少、胎動不安、高血脂症等。檸檬可促進胃中蛋白分解酶的分泌，增加胃腸蠕動，有助消化吸收；並有抑制子宮收縮的功效，可用於胎動不安；還有利尿消腫、降低血脂的作用，對高血壓、心血管疾病有輔助治療作用；所含橙皮甙、柚皮甙有抗炎作用。檸檬果皮作清涼飲料用，榨汁和糖，開水沖服，味甚鮮美；果肉壓榨的檸檬油含大量維生素C，內服用於治療壞血病。近年來，檸檬又獲「美容水果」之稱，更是受到人們的青睞。

【應用實例】

1.夏季防暑、傷暑嘔吐、食欲不佳或孕婦胎動不安、水腫：檸檬去皮核絞汁，加入適量白糖，用冷開水調和，作爲飲料，時時飲服。

2.高血壓、高血脂、動脈硬化等症：取檸檬500克洗淨，連皮切成薄片，加白糖300克，醃漬1週以上即可食用。每次開水泡5~10片，每日2次，連飲數週。

3.體虛日久、食欲不振，或孕婦胎動不安：檸檬3個（去皮核），大棗10枚，水煎，加適量冰糖、蜂蜜拌勻，每日服1劑，連飲數週。

4.美容：檸檬切片，每日睡前擦臉部皮膚，可去皺紋，增加光澤，減少皮膚色素沈著。

【注意事項】

檸檬味極酸，易傷筋損齒，應注意不宜食之過多。

蘋果

【功效與應用】

蘋果又稱頻婆、天然子，晉代陶弘景《名醫別錄》稱之爲「奈」。蘋果味甘酸，性涼。具有生津、潤肺、健胃、提神、消炎、止瀉等功效。可用於暑熱煩渴、食欲不振、精神疲倦及瀉泄等病症。現代研究發現，蘋果對高血壓病的防治有一定作用；婦女妊娠反應期間食用蘋果，一方面可補充鹼性物質及鉀和維生素，另一方面可調節水鹽及電解質平衡，防止因頻繁嘔吐導致酸中毒症狀出現。蘋果中所含果膠是一種較好的血漿代用品，蘋果酸可抑制癌細胞的擴散；所含維生素C可以滋養皮膚，使其保持光潤和彈性，並可增強人體的抵抗能力，保護微血管，預防壞血病，促進傷口的癒合；蘋果中的鉀，能與體內過剩的鈉結合，並使之排出體外，所以攝入過多鹽分時，可吃蘋果來幫助排除；平日飯後進食蘋果，可補充糖、有機酸、維生素C等營養物質，保持健康，且可預防癌症；水腫病人服用中西藥物利尿後，宜進食蘋果，有利於補鉀，又因其含鈉量少，也不會引起水腫的加重。

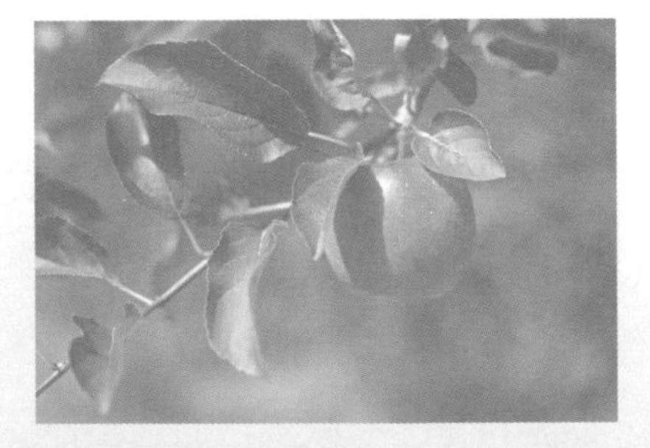

【應用實例】

1.暑熱煩渴，或熱病津傷口渴，或肺燥乾咳：鮮蘋果生食或絞汁飲服，亦可以鮮蘋果加冰糖適量燉服。

2.嬰幼兒單純性消化不良引起的腹瀉、口渴等症：將蘋果削皮切片，置於鍋中隔水蒸熟搗成泥狀，適量食用，效果頗佳。

3.喘息性支氣管炎：大蘋果1個，挖洞放入巴豆1粒，隔水蒸半小時，冷卻後取出巴豆，吃蘋果，早晚1個，15天爲一療程。

【注意事項】

食之過多，可能引起腹脹，宜注意。

橘

【功效與應用】

橘又稱爲橘子。依其果皮顏色不同又有黃橘、紅橘之分。橘子味甘酸，性涼。具有開胃理氣、生津潤肺、化痰止咳等功效。可用於脾胃氣滯、胸腹脹悶、嘔逆少食、胃腸燥熱、肺熱咳嗽等症。橘子還有疏肝理氣、止痛散結作用，對於肝經氣滯而伴有乳房脹痛或出現乳腺小葉增生的女性患者有效。現代研究發現，橘子有抑制葡萄球菌的作用，可以升高血壓、興奮心臟、抑制胃腸和子宮蠕動，還可降低毛細血管的脆性，減少微血管出血。橘子中含有多種有機酸、維生素，對正常老年人及心血管病患者適宜。橘子作爲水果飲料，有增進食欲、幫助消化、調節體液的作用，並有健膚美容效果。

【應用實例】

1.脾胃氣滯、胸腹脹悶、嘔逆少食、口中乾渴等：鮮橘去皮、核，生食。或橘子汁加適量冷白開水和白糖，隨量飲用。

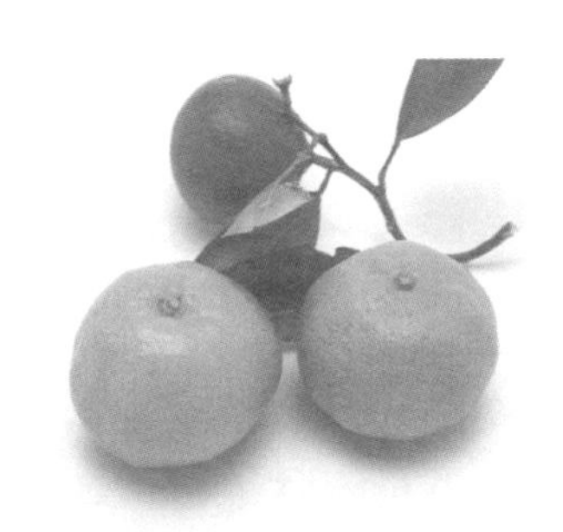

2.肝氣鬱滯、乳房脹痛或傷食生冷、瀉泄不止：橘餅（用鮮橘以蜜糖浸漬而成）1個，切成薄片，沸水泡出汁，飲湯食餅，一餅作數次服。

3.肺熱咳嗽、痰多胸悶：橘子1000克洗淨，剝下果皮切成絲，果瓤分開，混合後，加入白糖500克，冷開水適量，醃浸一週，吃時用熱開水調和。每次30克，飯前飲服，每日3次，連食數日。

4.健膚美容：鮮橘絞汁，每日飲服2次，每次10~20毫升，長期飲服；並同時以橘子汁擦臉。

【注意事項】

1.風寒咳嗽及有痰飲者不宜食橘子。

2.現代研究發現，橘皮所含揮發性芳香油，有興奮心臟、抑制胃腸和子宮運動的功能，對治療低血壓、心肌梗塞、脂肪肝有一定功效。在服用補藥時，配合適量乾燥橘皮同用，可避免補益藥所引起的胸悶中滿、食欲不振等弊端。

柚

【功效與應用】

柚又名柚子、胡柑、文旦等。味甘酸，性寒。有芳香健胃、消食化痰、行氣解酒、止咳平喘等功效。可用於胃痛、腹痛、氣滯腹脹、消化不良、食欲減低、咳嗽痰多、飲酒中毒等症。現代研究發現，柚子含有黃酮類（橙皮甙等），能抑制血小板的凝聚，增進血液浮懸的穩定性及加快血流等，適合有心血管疾病特別是冠心病患者食用；果汁中含胰島素樣成分，可降低血糖，可作爲糖尿病患者的保健食品；所含柚皮甙具有抗炎作用。

【應用實例】

1.消化不良、飲食積滯、口臭、噯氣或飲酒中毒：柚子剝皮去核絞汁，每日飲服50毫升，連飲數日。

2.咳嗽、氣喘、痰多：取柚子1個，去皮，並剝去內層白囊，切碎，放入有蓋的碗中，加適量飴糖（或蜂蜜），隔水蒸至爛熟，每日早晚各取一匙，沖入少許熟黃酒內服。此方尤適於老年人咳喘病。

3.寒凝胃痛、腹痛：柚子1個（留在樹上，用紙包好，經霜後摘下），切碎，童子母雞1隻，去毛及內臟，一同放入鍋內，加入黃酒、紅糖各適量，蒸至爛熟，一至兩天內吃完。

【注意事項】

一般生食、搗汁食或蒸熟食，但氣虛患者少食爲宜。

梨

【功效與應用】

梨又名快果、玉乳等，中國北方叫梨子，南方叫生梨。其味甘而微酸，性涼。有生津解渴、止咳化痰、潤肺去燥、清熱降火等功效。可用於熱病津傷口渴或酒後煩渴、肺熱燥咳，或痰熱咳嗽、噎隔、便秘等症。由於梨香氣宜人，甜脆適口，清涼解毒，沁人肺腑，人們稱它爲「百果之宗」，其營養豐富，老年人及病後體弱者吃些生梨，可以作爲補充營養的一種方法；梨有滋陰清熱、降壓、鎮靜、減輕頭昏目眩和心悸耳鳴等作用，對於肝陽上亢或肝火上炎型高血壓病人和心臟病患者十分有益；梨還有保肝、促進胃酸分泌而助消化、增食欲的作用，可作爲肝炎、肝硬化患者的輔助治療食品。

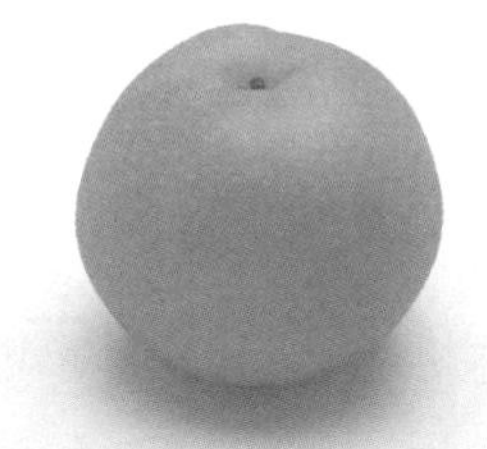

【應用實例】

1.熱病津傷口渴或酒後煩渴：治熱病口渴，用生梨切碎，搗取汁飲服，或熬成雪梨膏，每次服10~15克，每日2~3次。

2.熱性感冒、咳嗽、急性支氣管炎：①生梨1個，洗淨，連皮切碎，加冰糖燉水服。②或取大生梨1個，切去蓋，挖去心，加入川貝母3克，仍舊蓋上，以竹籤固定，放碗內，隔水蒸1~2小時，喝湯吃梨，每日1個。

3.秋冬燥咳、慢性支氣管炎乾咳、口乾咽痛、腸燥便秘等症：大梨1個，削皮挖去果心，放入北杏仁10克、搗碎的冰糖或白砂糖30克，蒸熟食用，連食數日。

【注意事項】

1.清熱生津宜生食，滋陰清熱宜熟食。

2.食梨過多則傷脾胃、助陰濕，尤其脾胃虛寒、嘔吐清涎、大便溏泄、腹部冷痛等病人及產婦，更應慎食。

3.食梨過多，可用梨葉煎汁解之。

4.梨可製膏食用，「雪梨膏」即以白梨500克，去皮去核，加百合250克，白糖250克，拌勻，隔水燉至膏狀而成。

柿子

【功效與應用】

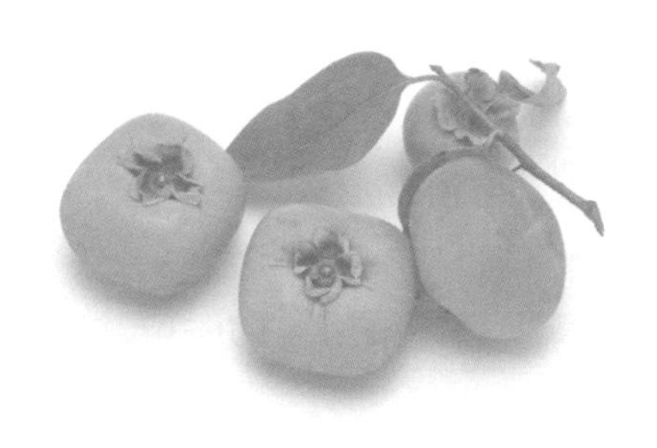

柿子又名米果、猴棗。味甘、澀，性寒。具有清熱、潤燥、止渴、澀腸、消癭等作用。可用於肺癆咳嗽、胃熱傷陰的煩渴口乾、咳血或痔瘡出血以及痰核癭瘤等症。現代研究發現，柿對中樞神經有鎮靜作用，有鎮咳、祛痰的功效和降低血壓、增強冠狀動脈血流量的作用，是慢性支氣管炎、高血壓、冠心病、動脈硬化等疾病的保健水果之一；鮮柿中含碘量較高，可製成某種製劑（去除蛋白質及膠性物質），用於甲狀腺疾病。

【應用實例】

1.肺癆咳嗽、肺燥乾咳、咯血：白柿子4個，粳米60克，白糖少許，煮粥食用。亦可每日吃鮮柿2個。

2.甲狀腺腫大、乾咳少痰、高血壓早期：取未成熟的青柿2000克，洗淨留柄，搗爛絞汁，於火上煎熬濃縮到稠粘時，加入3000克蜂蜜，將膏冷卻裝瓶即可。每次10毫升，每日服3次，連服2~5週。

3.胃熱傷陰、煩渴口乾：未成熟的鮮柿250克，切片搗碎，後取汁液，用開水分兩次沖服。

4.痔出血、大便乾結：柿餅適量，加水煮爛，當點心吃，1日2次。

5.高血壓：①青柿子搗汁，每服柿汁1杯，1日3次，或用柿餅10個，用水煎服。②若高血壓有中風傾向時，取生柿（一般用野柿）榨取汁液（名「柿漆」），以牛奶或米湯調服，每服半杯，作急救用。

【注意事項】

1.柿作藥用，柿餅可祛痰、鎮咳；柿蒂可治呃逆；柿汁可治高血壓。

2.柿子不宜食之過多，尤其不要空腹或與酸性藥物同時吃，過食未成熟、未去皮及未去種子的柿子，或空腹吃柿，或咀嚼不徹底，均易導致胃柿石病。

3.柿子含有鞣質，易與鐵結合而妨礙人體對食物中鐵的攝取，故缺鐵性貧血患者不宜食柿。

4.凡中氣虛寒、痰濕內盛、體弱多病、產後、病後和外感風寒等不宜食用。

香蕉

【功效與應用】

香蕉又名甘蕉、蕉子、蕉果。味甘，性寒。有清熱涼血、生津止渴、潤腸通便、解毒止痛等作用。可用於溫熱病心煩口渴、肺燥咳嗽、腸燥便秘、痔瘡出血、胃痛、腹痛、飲酒中毒等症。現代研究發現，香蕉中所含5－羥色胺、去甲腎上腺素，可降低胃酸，香蕉本身又能緩和對胃粘膜的刺激，故對胃潰瘍，尤其是一些藥物誘發的胃潰瘍有益；成熟香蕉之果肉甲醇取物的水溶性部分有抑制眞菌、細菌的作用，香蕉中還含有噻苯噻唑，具有廣譜驅腸寄生蟲作用，食用大量香蕉能清除腸寄生蟲；香蕉含鉀量爲水果之冠，而鉀對維持人體細胞功能和體內酸鹼平衡以及改進心肌功能均是有益的，因此高血壓、心臟病患者，常吃香蕉，有益無害；而且，糖尿病人進食香蕉後尿糖並不見升高。

【應用實例】

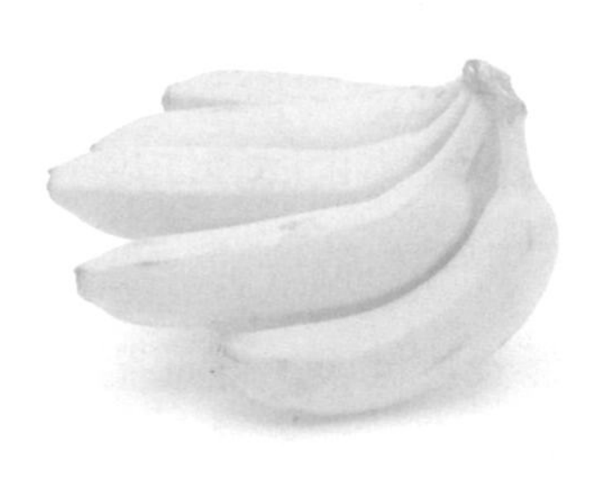

1.熱病煩渴或防治高血壓、動脈硬化、冠心病：每日吃鮮香蕉3次，早、中、晚飯前各吃1~3根。或飲香蕉茶（製法：以50克香蕉研碎，加入等量的茶水中，再加適量糖)，每服1小杯，日飲3次。

2.肺燥咳嗽：香蕉1~2根，冰糖燉服，每日1~2次，連服數日。

3.腸燥便秘、便血、痔瘡出血：①於每日早晨空腹或臨睡前吃香蕉2~3根。②若便血或痔瘡出血也可取香蕉2根，不去皮燉熟，連皮食之。

4.幼兒腹瀉、腹痛：每次取香蕉2根，放於火爐上烘烤，烤至柔軟後剝皮食之，每日2次，連食3~5天。

【注意事項】

1.本品性寒，滑腸通便，脾虛便溏者不宜多食，有腎功能不良者不宜食用。

2.香蕉中含有5－羥色胺，每日食入5－羥色胺10毫克對胃腸功能並無障礙，但食入過多，會導致胃腸功能障礙。

枇杷

【功效與應用】

枇杷又叫金丸、琵琶果。味甘、酸，性涼。具有潤肺止咳、和胃止嘔、生津止渴等作用。可用於肺熱咳嗽、咯血、衄血、嘔吐呃逆食少、胃熱口乾等症。枇杷中含有豐富的胡蘿蔔素，可增強人的視力，維護表皮健康，促進胎兒發育；所含的蘋果酸、檸檬酸可增進食欲，幫助消化。

【應用實例】

1.肺熱咳嗽、聲音嘶啞、肺癆咳嗽吐血、鼻出血：取適量鮮枇杷，去皮，將果肉榨汁，取其一半核仁搗碎（或加枇杷葉適量），混合包煎後取汁，再加適量冰糖在文火上合熬，熬成膏狀即可。每次取服10~20毫升，可用開水調服，每日2次。

2.嘔吐、呃逆、不欲飲食、口乾：鮮枇杷100克，去皮，將果肉與核一同入水煎湯，1次服完或分2次服（喝湯吃果肉），連服1~3天。

3.潤膚增白、去皺美容：枇杷適量，去皮榨汁，每日早晚抹於臉部，10分鐘後用清水洗淨，可長期運用。

【注意事項】

1.枇杷性涼，風寒咳嗽及胃寒嘔吐不宜服；多食枇杷助濕生痰，故脾虛滑泄或痰濕盛者忌食。

2.枇杷仁有毒（含氫氰酸），不可生食。

楊桃

【功效與應用】

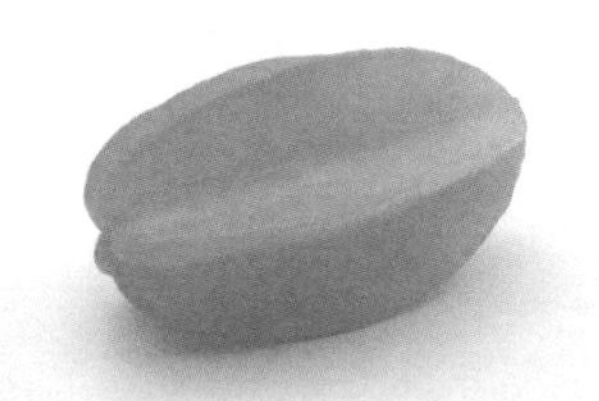

楊桃又稱爲羊桃、五斂子、五棱子等。味甘酸，性涼。具有清熱解毒、生津止渴、下氣和中、利尿通淋等功效。可用於風熱咳嗽、熱病煩渴、口舌生瘡、咽喉腫痛、風火牙痛、瘡瘍腫毒、蟲蛇咬傷、小便短澀熱痛、酒毒、食毒等症，還可用於瘧母痞塊。

【應用實例】

1.風熱咳嗽、口瘡、牙痛、咽喉腫痛等：鮮楊桃洗淨生食，每次1~2個，每日2~3次，連食3~5天；或鮮楊桃搗爛取汁飲服。

2.熱淋、石淋、小便短澀熱痛，或痔瘡出血：取鮮楊桃適量，洗淨切碎，搗爛絞汁，用冷開水沖服，每次飲服1杯，每日2次。

3.瘧母痞塊（久瘧後脾臟腫大）：取鮮楊桃5~8個，洗淨切碎，搗爛絞汁，以溫開水沖服，每服一杯，日服兩次，連服1~3週。

【注意事項】

1.楊桃一年開花多次，從「小暑」到「立冬」均有，可分批采果食用，但以中秋節後的陽桃爲更佳。

2.楊桃性寒涼，脾胃虛寒、便溏泄瀉者不宜多食。

獼猴桃

【功效與應用】

獼猴桃又名藤梨、金梨、獼猴梨、木子等。味甘酸，性寒。有清熱生津、健脾消食、和胃降逆、利尿通淋等功效。可用於內熱煩渴、食欲不振、嘔吐呃逆、石淋及黃疸等症。現代研究發現，獼猴桃可降低血中膽固醇和甘油三酯水準，並可以阻斷致癌物亞硝胺的合成，有預防癌症作用（尤其對消化道癌症有效）。是防治高血壓、心血管疾病及癌症（尤其是消化道癌）的食療佳品。

【應用實例】

1.內熱煩渴（尤其是消化道癌、鼻咽癌、肺癌、乳腺癌等癌症患者放療後虛熱咽乾、煩渴欲飲者）：①獼猴桃鮮果去皮生吃，每次30~50克，每日3~4次。

2.胃癌、呃逆（噎膈）、乾嘔等：獼猴桃鮮果50~100克絞汁（或加水濃煎汁），加薑汁少許，慢慢飲服，每日3~4次。

3.中老年人延年益壽、預防或治療高血壓、心血管疾病及癌症：②每日生吃鮮獼猴桃適量。②或取鮮獼猴桃500克，去皮搗爛，加水適量，煎半小時後，加入500克蜂蜜收膏裝瓶備用。每次取10毫升，每日服兩次，長期服用。

【注意事項】

脾胃虛寒者愼食。

桑椹

【功效與應用】

桑椹又名桑果、桑實、桑椹子等。味甘，性寒。具有補肝益腎、養血滋陰、利尿消腫等功效。可用於肝腎陰虧引起的眩暈、耳鳴、鬚髮早白、腰膝酸軟等症及血虛導致的臉色蒼白、疲乏無力、健忘失眠等症，還可用於腸燥便秘、淋巴結腫、水腫等症。有貧血、慢性肝腎疾病者，可常食桑椹或桑椹蜜。

【應用實例】

1.肝腎陰虧所致眩暈耳鳴、腰膝酸軟、鬚髮早白等症：乾桑椹、枸杞子、紅棗（去核）各250克，加水熬煮，再加白糖500克，攪拌溶化成膏，每次10~15克，溫水沖服，每日兩次，連續服完。

1.治鬚髮早白，也可取乾桑椹30克，制首烏30克，加水煎服，每日一劑，溫服，時時飲服。

2.頸淋巴結核腫大或習慣性便秘：①鮮桑椹洗淨生食，每次50克，每日2~3次，連食數日至數週。②或取鮮桑椹30~60克，水適量，煎服。

3.陰血虧虛所致眩暈疲乏、臉色蒼白、失眠健忘等：乾桑椹30克，桂圓肉30克，煮熟搗爛服，每日一劑，分2~3次服完，連服2~3周。②治失眠健忘，也可用乾桑椹30克，酸棗仁（炒）15克，水煎，加適量蜂蜜服食，每日一劑，分2~3次服完，連服2~3週。

4.老年體弱、耳鳴目暗等症：取鮮桑椹搗汁，加兩倍白酒，調勻後飲用，每次1小盅，每日兩次，長期飲用。

【注意事項】

桑椹性寒涼，脾胃虛寒、腹瀉者不宜食。

羅漢果

【功效與應用】

羅漢果又名拉汗果、假苦瓜。味甘，性涼。有清肺利咽止咳、清熱潤腸通便等功效。可用於百日咳、痰熱咳嗽、喉痛失音及大便燥結不下等病症。羅漢果果肉內含有豐富的葡萄糖，味極清甜，勝如甘草，切碎泡水，代茶飲用，是保護嗓音的理想食物。又本品甘涼，潤腸不致腹瀉，是治老年人便秘的佳品。

【應用實例】

1.百日咳：羅漢果一個，柿餅15克，加水煮食，並喝其湯。

2.痰火咳嗽：羅漢果和豬瘦肉各適量，煎湯服用。

3.咽喉腫痛、聲音嘶啞：羅漢果一個，切成簿片，水煎，待冷後，頻頻飲服。

4.口腔潰瘍：羅漢果打碎沖開水，當茶喝。

5.胃熱血燥、大便乾結或老人習慣性便秘：早晚空腹時，羅漢果生吃或煎湯服。

芒果

【功效與應用】

芒果又稱爲庵羅果、蜜望子、望果、沙果梨等，味甘酸，性涼。有益胃、生津、潤喉、止渴、止嘔、止咳、利尿等功效。可用於胃熱口渴、嘔吐不食、暈車暈船、咳嗽聲嘶、小便不利等病症。實驗證實，芒果中所含芒果甙有祛痰、止咳作用及抗癌作用；未成熟的果實能抑制化膿球菌、大腸桿菌。中國民間常用芒果煎水代茶治療慢性咽喉炎、聲音嘶啞等病，常食芒果，還可潤澤皮膚、預防眼病。

【應用實例】

1.胃熱口渴、消化不良、食少等：取鮮芒果適量，洗淨生吃，每次1~2個，每日2次，連食3~5天。

2.暈車暈船、嘔吐眩暈：嚼食芒果，或用芒果煎水喝。

3.慢性咽喉炎、咳嗽、聲音嘶啞：取芒果適量，煎水代茶，頻頻飲服。

4.多發性疣：取芒果肉1~2個，分1~2次生吃，連吃1~3週；同時用果皮擦患處，效更佳。

【注意事項】

據古代本草書記載，芒果不宜食之過多，過量可能引動風氣；並且最好不和蔥、蒜一塊吃。

西瓜

【功效與應用】

西瓜又名寒瓜。味甘，性寒。有清熱解暑、生津止渴、利尿通便、除煩降壓等功效。可用於暑熱及溫熱病所引起的心煩口渴、尿黃而少、腸燥便秘等病症；還可用於心火上炎所致的心煩、口瘡、牙痛等症；對於急慢性腎炎、泌尿系感染、糖尿病、高血壓等病都有一定療效。現代研究發現，西瓜中所含的無機鹽類有利尿作用，所含的配糖體有降壓作用，所含的蛋白酶可把不溶性蛋白質轉化為可溶性蛋白質；西瓜子仁有清肺潤燥、潤腸和降壓作用，故對肺燥咳嗽、腸燥便秘與高血壓病人尤為有效；西瓜皮呈翠綠色，稱為「西瓜翠衣」，具有較強的清熱利濕作用，並能阻減膽固醇在動脈壁上的沈積，故對濕熱重或有浮腫者及動脈硬化者均有一定療效。在所有的瓜果中，西瓜的果汁含量最豐富，其含水量高達96%以上，且西瓜富含營養，幾乎包含人體所需的各種成分，堪稱夏季水果之王，盛夏酷暑季節，病人和正常人都宜常吃西瓜。

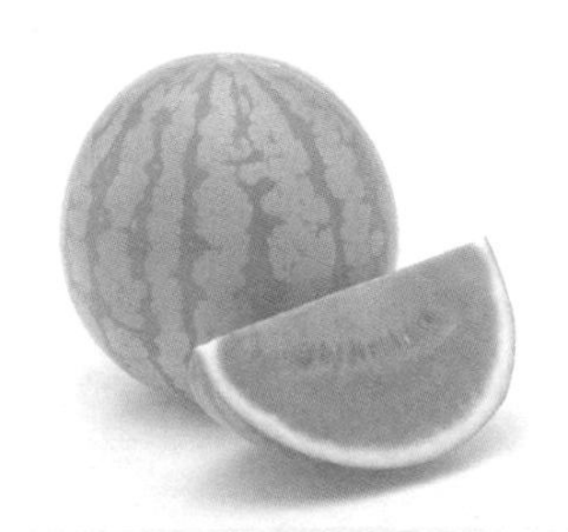

【應用實例】

1. 水腫、急慢性腎炎、泌尿系感染、肝硬化腹水：好西瓜1個，大蒜

100克，將西瓜洗淨，挖1個三角形洞，放入去皮打碎的大蒜，再用挖下的瓜蓋蓋好，放盤中，隔水蒸熟，趁熱吃瓜瓤飲汁，有利水、消腫、解毒的功效。

2.糖尿病人口渴、尿混濁：西瓜皮、冬瓜皮各15克，天花粉12克，水煎服。

3.高血壓：①西瓜翠衣（中藥店有售）30克，草決明子15克，煎水代茶飲之。②或西瓜翠衣100克，玉米鬚60克，香蕉（去皮）3根，加水煮取汁，以糖調味，分2次1日服完，連服1~3週。並可同時生吃或炒吃西瓜子。

4.咽喉炎或口舌生瘡、風火牙痛：大西瓜1個，在瓜蒂處連帶瓜蒂切成一小孔，挖去瓤子，裝滿樸硝，將瓜蒂蓋上，用網袋懸掛於通風處。待瓜皮外表面析出白霜後，用鵝毛掃下來，研成細末裝瓶備用。治咽喉炎用西瓜霜吹撒於咽喉部；口舌生瘡及風火牙痛則撒布於患處。

5.乙型腦炎高熱抽風：西瓜汁加白糖飲服。

6.老人、產婦或久病患者的體虛腸燥便秘：西瓜子仁15~30克，搗爛，加等量蜂蜜，拌勻，加水適量，煎煮半小時即可服用，連服數日或數週。

7.肺熱燥咳、熱性哮喘，或咽喉乾痛：西瓜1個、開1小口，放入冰糖50克，封口後，蒸2小時，吃瓜飲汁，每天1個，10天爲一療程。

【注意事項】

1.西瓜雖是消暑佳品，但一次不宜吃得太多，尤其是脾胃虛弱、寒濕較盛的人，如果貪圖一時之快，吃得太多，反而寒傷脾胃而得病。

2.腎功能不全者不宜多吃西瓜，以免大量水分瀦留體內，不能及時排除，進而增加腎臟負擔。

3.西瓜切開後放置時間過長，有利於細菌的生長繁殖，故不宜食用。

甜瓜

【功效與應用】

甜瓜又稱為香瓜、甘瓜等。味甘，性寒。能清熱解暑、生津止渴、除煩利尿。可用於暑熱煩悶、食少口渴及熱結膀胱、小便不利等病症。甜瓜子可以化瘀散結、生津潤燥，並有較好的驅蟲作用。甜瓜的瓜蒂具有催吐作用，能催吐胸膈痰涎及宿食，因此，內服適量，可致嘔吐以救食物中毒；乾瓜蒂炒炭，研末吹鼻，可促使黃疸病患者鼻粘膜分泌流出黃水而湊保肝退黃之效。現代研究發現，甜瓜中含有可以把不溶性的蛋白質轉變為可溶性蛋白質的轉化酶，對腎臟病人的營養有重要意義；甜瓜對某些眞菌有抑制作用。

【應用實例】

1.暑熱煩渴、小便不利：甜瓜肉200克，糯米60克，葡萄乾6克，櫻桃10個，山楂片10片，白糖少許，煮粥食用。

2.盛夏祛暑、保健、美容：甜瓜40克（去皮，切成小塊），檸檬八分之一個（絞汁），白糖適量，一起放入果汁機內，加冷開水50毫升，一同製汁飲服，每日1~3次，連飲數日至數週。若在上述原料中加胡蘿蔔150克、蘋果200克，一同絞汁飲服，則保健美容之效更佳。

3.傳染性肝炎：5%的甜瓜蒂浸出液，飯後口服，每日2次。

【注意事項】

甜瓜是夏季消暑解渴的主要果品之一，但其性寒涼，脾胃虛寒、腹脹便溏者不宜吃。

花生

【功效與應用】

花生又名落花生，因其具有養生延年作用，民間俗稱長生果。花生味甘，性平。有健脾和胃、養血止血、潤肺止咳、利尿、下乳等功效。可用於脾虛反胃、水腫、婦女白帶、貧血及各種出血症及肺燥咳嗽、乾咳久咳，產後乳汁不足等病症。花生含有豐富的脂肪油、蛋白質、氨基酸，並且極易被人體消化吸收；花生所含甾醇能降低膽固醇，滋潤皮膚；所含卵磷脂對大腦有補益作用，且可協作降低膽固醇；所含維生素E可抗衰老，維生素B_1能營養神經纖維；所含的鈣、鐵對兒童、孕婦和產婦非常有益。花生衣具有抗纖維蛋白溶解、增加血小板含量並改善其功能、加強毛細血管的收縮機能、改善凝血因數缺陷等作用，並含少量纖維素，具有良好的止血作用，並能加速血腫消退，可用於內外各種出血症，包括血友病、血小板減少性紫癜、功能性子宮出血等。

【應用實例】

1.脾胃失調、營養不良及神經衰弱，健忘失眠：花生米30克，紅棗30克，糯米60克，煮成稀粥，加冰糖少許調味食用。

2.血小板減少性紫癜、貧血：①花生米（連紅衣）250克，大棗（去核）15克，桂圓肉12克，煮食，每日1劑，連用數週。②或用大棗煎湯送服炒熟的連衣花生米。

3.肺燥咳嗽、乾咳久咳或幼兒百日咳：①每日取花生米（去嘴尖）30克，文火煎湯，加冰糖少許調味，吃花生喝湯，連食1~3週。

4.產後乳汁不足：花生米50克，豬前蹄1隻，加調料味少許，燉至豬蹄熟爛爲度，每日1劑，分數次服食，連服數日至數周。

5.高血壓、高膽固醇血症：花生浸泡於米醋中，7日後食用，每日早晚各吃10粒，時時服食。

【注意事項】

1.花生質潤多油脂，體寒濕滯及腸滑便泄者不宜食。

2.霉爛的花生有致癌作用，故不能食。

蓮子

【功效與應用】

蓮子又名蓮米、蓮實、蓮肉。味甘、澀，性平。具有養心安神、健脾止瀉、補腎澀精等功能。可用於心悸不安、失眠健忘、脾虛腹瀉與痢疾、腎虛遺精、帶下、月經過多等病症。蓮子富含蛋白質、脂肪、澱粉、棉子糖，還含有多種維生素和鈣、磷、鐵等無機鹽，能供給人體足夠的能量和多種營養素。現代研究發現，蓮子有鎮靜安神效用，蓮心則有降血壓和強心作用。

【應用實例】

1.心脾兩虛、面黃肌瘦、納少、便溏、神疲、健忘、心悸等症：蓮子肉30克，桂圓肉30克，紅棗10克，粳米60克，白糖適量。先將蓮子去皮、心，紅棗去核，再如常法與桂圓、粳米同煮成粥，食時加糖調味，時時服用。

2.脾虛泄瀉、稍多食即易腹瀉或久瀉、五更瀉：蓮肉30克，山藥粉50克，白糖適量。先煮蓮子（去心），至酥，加入山藥粉，邊煮邊調勻，使成羹狀爲度，食前拌入白糖，作點心服，不拘時。

3.腎虛遺精、早洩、夜尿多：①蓮子肉30克，芡實30克，豬瘦肉120克，加水燉湯，加食鹽與少許調味料，食肉飲湯，每天1劑，分2~3次服，連食1~3週。

4.盛夏酷暑時節，心煩口乾舌燥，神疲體倦，或高血壓，頭脹心悸，失眠健忘：蓮子心、荷葉各6克，水煎當茶飲，隨時取服。

【注意事項】

蓮子性補而澀滯，脘腹痞脹及大便燥結者忌服。

芡實

【功效與應用】

芡實又名雞頭苞、雞頭米。味甘、澀，性平。可以健脾止泄、固腎澀精、利濕止帶。對脾腎虧虛所致腹瀉、遺精、早洩、白帶過多、腰腿酸軟、小便頻數等病症有效。芡實主要含有多量的澱粉，少量的蛋白質、粗纖維與脂肪，同時還含有一定量的胡蘿蔔素、核黃素、抗壞血酸和鈣、磷、鐵等多種營養素，又具有較強的固攝作用，是一味食療佳品。

【應用實例】

1.脾虛腹泄、日久不止：芡實500克，山藥500克，蓮子肉250克，分別炒黃，共研成細末，加藕粉250克，拌勻成散劑，每次取30克，加白糖適量調勻，加開水適量，煮成糊狀服食，每日3次，連服10天。

2.遺精、早洩，或伴頭暈、乏力、腰腿酸軟之症：①芡實粉30克，核桃肉15克（打碎），紅棗（去核）7枚。先將芡實粉加冷開水打糊，加入滾開水攪拌，再加核桃肉與紅棗肉，煮爛成糊狀，加白糖適量，拌勻，每天隨煮服食，連食數週。②用芡實30克炒黃研成粉，另取牡蠣30克煎湯，送服芡實粉，每日早晚各1次。

3.小便失禁或尿多者：芡實30克（炒黃），米酒30克，加水少許煎湯，睡前服，每晚1次，連服1~2週。

【注意事項】

1.芡實和蓮子性味功效相近，而芡實收斂鎮靜作用比蓮子更強，平日形體瘦弱，中氣不足或下陷、脫肛、白帶、遺精、早洩者，宜常食之。

2.外感病早中期、氣鬱痞脹，濕熱下注、小便赤熱澀痛者不宜進食。

菱

【功效與應用】

菱又稱爲菱角、水菱。味甘，性涼。生吃能清熱解暑、除煩止渴、涼血止血；煮熟吃則有益氣健脾的功效。生菱角可用於夏天暑熱傷津液、身熱汗出、口渴心煩者，痔瘡出血，月經過多者亦可用；脾虛腹泄者宜熟吃。現代研究已從菱角果肉中分離出略有抗腹水、肝癌

AH－13作用的成分，所以菱角可以用作癌症患者食療品。鮮菱角還具有解酒作用，夏季飲酒後尤宜食之。

【應用實例】

1.脾虛泄瀉或大便溏薄、食少乏力者：①將老菱角連殼煮熟，去殼吃果肉，並喝湯。每日用菱角150克，分2~3次服食，連用數日或數周。②取新鮮老菱角肉90克，蜜棗（去核）2個，加水少許磨成糊狀，煮熟當飯吃，每天1劑，分3次服，連服數日或數週。

2.子宮頸癌、胃癌：生菱角肉20~30個，加水適量，文火煮成濃褐色湯液，每日1劑，分2~3次飲湯並吃果肉，經常服用。

3.月經過多，色鮮紅，舌紅脈數者：鮮菱250克，水煎1小時，濾取湯汁，加紅糖適量調味服食，每日1劑，分2次服，連服3~5日。

4.痔瘡出血、疼痛：鮮菱90克，搗爛後水煎服。另用菱角殼煅炭，研爲粉末，蘸菜油調塗患處。

5.酒精（乙醇）中毒：鮮菱（連殼）250克，連殼搗碎，加水適量，煎湯，去渣，加白糖適量，1次飲完。

【注意事項】

菱角性涼，較難消化，脾胃虛弱、胸腹痞脹者不宜多食，患瘧疾、痢疾者不宜食。

甘蔗

【功效與應用】

甘蔗又名薯蔗、竿蔗、糖梗等。味甘，性寒。有清熱生津、下氣潤燥、和胃降逆等功效。可用於熱病傷津、心煩口渴、反胃嘔吐、肺燥咳嗽、大便燥結、飲酒中毒等病症。甘蔗之渣滓，曬乾煅成炭，研成細末，加香油調拌後，可外敷傷口。實驗顯示，甘蔗有一定的抗癌作用。甘蔗甘寒多汁，是暑熱季節的天然飲料佳品。

【應用實例】

1.夏季暑熱傷陰、體熱多汗、口乾尿黃、渴欲飲水者：甘蔗500克切成片，同菊花50克煎水代茶飲。或取甘蔗去皮嚼汁即可。

2.各種熱病後期，餘熱未盡，陰液損耗所致的口乾舌燥、渴欲飲水者：紅皮甘蔗、荸薺各適量，加水煎煮成汁，代茶常飲。

3.肺熱陰虛之咳嗽（包括虛弱者病後氣管炎、肺結核等）：甘蔗汁、蘿蔔汁各半杯，野百合60克，先將百合煮爛，然後和入兩汁，每日1次，於臨睡前服食，常服甚佳。

4.老年虛熱咳嗽、口舌乾燥等症：甘蔗適量剁成小塊，加入粳米共煮成粥，每日晨起作早餐食用。

5.幼兒反胃吐食（以舌苔少者尤爲適宜），或成人胃氣不和所致的乾嘔、暖氣、胸中煩悶、頻吐痰涎，或妊娠嘔吐：鮮甘蔗去皮榨汁1杯，加入生薑汁10滴，再加少許開水沖服，頻頻飲入少許。

6.扁桃體炎、咽炎、口腔炎等：紅皮甘蔗與白蘿蔔各適量，洗淨擦乾，分別壓汁，每日取甘蔗汁10毫升，白蘿蔔汁20毫升，沖入適量冷開水，分3次沖服，連服1~2週。

7.泌尿系感染之尿急、尿頻、尿血、尿痛等症：先將鮮甘蔗500克，洗淨去皮，切碎絞汁；再取白藕500克，去節洗淨，切碎後，放入甘蔗汁中浸泡半日，再一同絞汁，1日分3次服完。

【注意事項】

1.甘蔗性寒，脾胃虛寒者慎服。

2.甘蔗皮上寄生有蛔蟲卵，若吃了不潔淨的甘蔗，易引起蛔蟲性腸炎，因此吃甘蔗一定要注意衛生，必須清洗、削皮後食用。

3霉變的甘蔗含有黃麴黴毒素，食後易致中毒，所以吃甘蔗時要注意是否有霉變，若有霉變者不能食用。

4.甘蔗含糖量高，食之過量易引起高滲性昏迷，產生頭昏、煩躁、嘔吐、四肢麻木、神志漸漸模糊等現象，因此，食用甘蔗切勿過量。

4 畜肉

豬肉

【功效與應用】

豬肉性平，味甘、鹹。具有滋陰潤燥、益氣的作用。可用於肺燥咳嗽、腸燥便秘、消渴羸瘦、貧血、體質虛弱之症。現代研究顯示，豬肉含脂肪較高，特別是膽固醇含量較高，動脈硬化、冠心病、高血壓和肝、胃疾病患者及老年人應少食用，尤其是豬肥肉，脂肪含量甚高，更當慎食。

【應用實例】

1.陰虛肺燥之乾咳、少痰、咽乾口燥：瘦肉適量，北沙參15克，百合12克，南杏仁9克，共水煮，肉熟後去藥渣飲湯食肉。

2.貧血或血虛所致的頭昏眼花、疲倦乏力以及產婦缺乳：豬瘦肉500克（切塊），當歸60克，加水適量，以小火煎煮，可稍加食鹽調味，除去藥渣，飲湯吃肉，分2~3次服用。

3.肝腎虧虛所致的頭昏眼花、腰酸痛：豬瘦肉適量，枸杞子15克，共煮湯食用。

4.痔瘡：豬瘦肉100克、槐花50克，共煮湯服食，連食1~3週。

5.體質虛弱，久病後頭暈乏力：豬瘦肉適量，加紅棗燉服。

【注意事項】

1.凡濕熱內蘊、痰濁阻滯、食滯便泄者不宜食用。

2.肥胖或血脂升高、高血壓者慎用或忌用。

3.豬肉有滋補營養作用，但不能過多食用。多食則助熱生痰、動風。

豬蹄

【功效與應用】

豬蹄性平，味甘、鹹。具有補血、通乳、托瘡毒、去寒熱等作用。可用於產後乳少、癰疽、瘡毒、虛弱等症。此外，還有潤滑肌膚、填腎精、健腰腳等功能。現代研究顯示，豬蹄含有較多的蛋白質、脂肪和碳水化合物，並含有鈣、鎂、磷、鐵及維生素A、D、E、K等成分，特別是豬蹄富含膠原蛋白質，多吃可使皺紋延遲發生和減少，對人體皮膚有較好的保健美容作用。

【應用實例】

1.產後無乳：母豬蹄1隻，粗切，加水煮熟，棄肉分數次喝湯，連食

3~4只。或用豬蹄加草魚清燉服食。

2.產後乳房不脹之乳汁不足：黑芝麻15克，炒焦爲末，用豬蹄湯送服，1日3次。

3.貧血、血小板減少性紫癜、白血球減少：豬蹄2隻，花生50克，大棗10枚，共煮熟食。

4.鼻血、便血：豬蹄2隻，茜草30克（紗布包），大棗10枚，水煎，去藥渣飲湯。

5.血栓閉塞性脈管炎：豬蹄1隻，毛冬青60克，煮湯食用，每日1劑，連服20天爲1療程，每個療程間隔5~7天，連用3~5個療程。

【注意事項】

1.豬蹄油脂較多，對於動脈硬化、高血壓等患者少食爲宜。

2.痰盛濕阻，食滯者應當慎用。

豬肝

【功效與應用】

豬肝性平，味苦。具有補肝、養血、明目、利尿等作用。可用於血虛委黃、夜盲、目赤、遠視無力、乳腫、腳氣、水腫溲澀等症。現代研究顯示豬肝蛋白質含量比豬心高，而含脂量則甚少。肝澱粉含量較瘦肉高，且容易水解爲葡萄糖，其含鐵量爲豬肉的18倍，還含有豐富的礦物質、微量元素及維生素A、硫胺素、核黃素、煙酸、抗壞血酸等成分。故食肝則有補血作用，能有效地補充血液成分，有效地防治貧血，對血衰體虛、視力不足的人有較好的滋補作用。

【應用實例】

1.肝臟虛弱、遠視無力、夜盲：豬肝1具（去筋膜、細切），蔥白1把（去鬚，切碎），雞蛋3個。先將豬肝、蔥白用豆豉汁同煮作羹，臨熟，打入雞蛋，經常食用。

2.貧血、夜盲症：豬肝60克，菠菜250克，煮湯加調味料適量服食，連用數週。

3.乳少、血虛經閉：豬肝500克，黃芪50克，煎湯，分2次吃肝飲湯，連食3~5天。

4.肝腎陰虛所致眼睛流淚、視物模糊：豬肝100克，枸杞子50克，煮湯食用。

5.肺癆：豬肝切片，烘乾，研粉，與白芨粉等量調勻，每服10克，1日3次，開水送服，連服數週。

豬心

【功效與應用】

豬心性平，味甘、鹹。具有養心補血、安神定驚的作用。可用於驚悸、怔忡、不眠等症。現代研究顯示，豬心的蛋白質含量爲豬肉的

2倍，而脂肪含量僅爲豬肉的十分之一；此外，豬心還含有較多的鈣、磷、鐵、維生素（B_1、B_2、C）、煙酸等成分，可用來加強心肌心營養，增強心肌的收縮力。

【應用實例】

1.心虛多汗不眠：豬心1個（帶血破開），用人參、當歸各60克，裝入豬心中煮熟，去藥，只吃豬心。

2.血虛所致的心悸、臉色不華：豬心1個，大棗10枚，將豬心去筋切片，大棗去核，共煮湯，加調味料食用。

3.產後風邪、心虛驚悸：豬心1個，豆豉汁煮食之。

4.心悸或心煩不眠：豬心1個，剖開，朱砂3克，放入豬心內，用線紮好，煮熟去藥食用。

5.癲癇：豬心1個，用黃泥裹好焙乾，去黃泥，研成細末，另用川貝、朱砂各10克研末，共拌勻，每次10克，每日2次，開水送服，連食數週。

【注意事項】

1.不可與吳茱萸同食。

2. 一般心氣虛弱或心虛失眠、心虛自汗者宜多食豬心。

豬肺

【功效與應用】

豬肺性平、味甘。具有補肺止咳的作用。可用於肺虛久咳、痰喘、咯血等症。現代研究證明，豬肺除含有一定量蛋白質、脂肪外，還含有鈣、磷、鐵、硫胺素、核黃素、煙酸等，所以營養豐富，常作湯菜以補養身體。

【應用實例】

1.肺虛久咳不癒：豬肺、白蘿蔔各1個，切成小塊，杏仁9克，燉至爛熟，食肺飲湯。

2.風寒久咳、肺虛盜汗：豬肺500克，麻黃根15克共燉湯服，連食數月。

3.肺癆咳嗽、咳血：白芨、薏米各15克，研爲細末，把豬肺洗淨煮爛，蘸藥末食。

4.肺膿腫：豬肺250克，綠豆200克，白果100克，共煮服（不加油鹽）。

5.氣喘病的防治：川貝母10克，白胡椒0.3克，鮮雞蛋2個，全豬肺（帶氣管）1個。將川貝母及白胡椒研爲細末，取2個雞蛋的蛋清，將上兩味藥末調勻成糊狀，灌入洗淨的豬肺氣管，用線繩紮牢管口，置入鍋內，加水適量，上火煮熟，切成薄片，連續1週內吃完。

【注意事項】

本品不宜與白花椰菜、飴糖同食。

豬腎

【功效與應用】

豬腎性平，味鹹。具有補腎壯腰、補虛勞的作用。可用於腎虛腰痛、身面水腫、遺精、盜汗、老人耳聾、產後血虛羸瘦等症。

【應用實例】

1.久泄不止：豬腎一個，剖開，摻骨碎補末，煨熟食之。

2.腎虛腰痛：豬腎一個，切片，以椒鹽去腥水，加入杜仲9克在內，荷葉包煨食之。

3.勞損、風濕腰痛：豬腎1對，黑豆100克，茴香3克，生薑9克，共煮熟，吃肉和豆，喝湯。

4.產後虛羸：豬腎1對（去脂，破開），香豉（綿裹）、白粳米、蔥白各50克，加水按常法煮食，病好爲止。

5.肺膿腫：豬腎1對，胡椒20粒，老絲瓜半條，共清燉（不加油鹽），吃肉喝湯。可常服食。

豬皮

【功效與應用】

豬皮性涼，味甘。具有滋陰清熱、利咽除煩的作用。可用於咽痛、胸滿、心煩等症。現代研究顯示，豬皮的營養價值比豬肉高，其蛋白質、碳水化合物的含量比豬肉高，脂肪僅爲豬肉的一半。特別是豬皮中富含膠原蛋白質和彈性蛋白，膠原蛋白占肉皮蛋白質的85%左右，具有改善人體皮膚組織細胞的貯水功能，能使皮膚不易皺縮，而彈性蛋白可使人體皮膚保持彈性。故常吃豬皮，可減少皮膚皺紋，延緩皮膚細胞的衰老，能使皮膚光澤、柔潤、細膩，具有保健美容的作用。

【應用實例】

1.下痢後陰虛、咽痛、胸滿心煩：豬皮500克放入水中煮，去渣加白蜜、粳米粉，熬香和合成膏，分6次服食。

2.貧血、婦女崩漏：以豬皮100~150克，水煎，加黃酒少許，文火久煮，稀爛後加紅糖調服。

3.鼻衄、齒衄、紫癜：豬皮15公分見方一塊，洗淨，加紅棗10枚，煮爛，常服。

4.過度疲勞、耳鳴、耳聾：豬皮、香蔥各60克，同搗爛加少許食鹽，蒸熟後一次食完，連服3天。

【注意事項】

1.風熱痰濕較甚者不宜食用。

2.寒滑下痢，不宜用。

豬腸

【功效與應用】

豬腸性微寒，味甘。具有潤腸通便、補虛、祛腸內臟毒等作用。可用於便血、血痢、脫肛等症；還可用於治療咳嗽、噎膈和反胃、小便頻數等。現代研究顯示，豬腸含有一定量蛋白質，碳水化合物含量較少。小腸所含脂肪微量，而大腸較高，小腸還含有鈣、磷、鐵等礦物質，故豬腸也可藥用。

【應用實例】

1.腸風臟毒、大便出血：豬大腸1條，放入芫荽在內煮食。

2.內痔、脫肛：豬腸頭1副，香蕉樹芯50克（如無，可用香蕉皮代替），共燉熟，食腸飲湯，時時服食。

3.痔瘻下血：豬腸1條，洗淨，控乾，槐花適量，炒爲末，塡入腸內，兩頭紮定，加米醋煮爛，搗和，做丸如梧桐子大，每服50丸，飯前用當歸酒送服。

【注意事項】

1.外感、脾虛滑泄者忌食。

2.腸病者宜多食用。

豬骨

【功效與應用】

豬骨具有補腎強筋壯骨的作用。可用於骨骼生長發育不良、骨折、下痢、瘡癬等症。現代研究顯示，豬骨含有蛋白質、脂肪、維生素等，尤以含鈣量爲高，對於骨骼生長有一定營養作用；此外，豬骨湯鮮香可口，還能增進食欲。

【應用實例】

1.佝僂病、骨折後生長不良：豬骨打碎，煎湯飲服。

2.肺結核咳嗽、咳血：豬骨、羊骨各半，煮湯飲服。

3.幼兒消化不良性泄瀉：豬骨燒灰研末，每次週歲內服1.5克，2週歲內服3克，每日3次，連服2~5天。

豬腦

【功效與應用】

豬腦性平，味甘。具有補骨髓、益虛勞、滋腎補腦的作用。可用於頭風、眩暈、偏正頭痛、神經衰弱、老人耳鳴、腦震盪後遺症等症。此外，外用可治凍瘡、皸裂等。現代研究顯示，豬腦含有較高的蛋白質、氨基酸、脂肪，並含有少量糖分，含鈣、鐵、磷比肉多，還含有維生素B_1、B_2和煙酸，故豬腦是良好的滋補食品，也具有一定藥用價值。

【應用實例】

1.老人肝腎虧虛、眩暈耳鳴、腦震盪後遺症：豬腦一個，明天麻15克（切片），枸杞各30克，共煮湯分數次服食，連服數個。

2.偏正頭風頭痛：豬腦和明天麻蒸服。

3.心煩焦躁、頭暈目眩、失眠、心悸、多汗：小麥30克，紅棗10枚，豬腦一個，同下鍋煮熟，加白糖、黃酒適量，調味後食用。

4.肝虛所致的頭昏：豬腦加紅糖放碗內蒸熟食用。

5.凍瘡、皸裂：豬腦搗膏外敷，2日換藥一次。

豬血

【功效與應用】

豬血性平，味鹹。具有祛頭風、止眩暈、養血止血、通利大腸的作用。可用於頭風眩暈、中滿腹脹、嘈雜以及宮頸糜爛等症。現代研究證明，豬血富含蛋白質，所含氨基酸達18種之多，其中包括人體不能自身合成的全部8種氨基酸、粗氨酸、賴氨酸和色氨酸等。並發現從豬血中分離出的一種名叫「創傷激素」的物質，可將壞死和損傷的細胞除掉，並能爲受傷部位提供新的血管，進而使受傷組織痊癒，並恢復正常功能，這種激素對器官移植、心臟病、癌症的治療有重要作用。豬血中所含鐵有良好的補血作用，缺鐵性貧血患者可常食用。所含微量元素鉻可防治動脈硬化；所含微量元素鈷可防止惡性腫瘤的生長。

【應用實例】

1.中滿腹脹、晚飯後尤甚者：不著鹽水豬血，漉去水，曬乾爲末，酒服取瀉。

2.貧血：生豬血1碗，白胡椒少許，鯽魚100克，白米100克，共煮成粥食用。

3.便血、吐血：清酒適量，和豬血60克炒熟服食，連服數次。

4.驚癇癲疾：豬血60克，調朱砂末0.3克，服食，連食5~7天。

牛肉

【功效與應用】

牛肉性平，味甘。具有補脾胃、益氣血、強筋壯骨的作用。可用於虛損羸瘦、久病體虛、氣血不足、脾虛不運、痞積、水腫、消渴、腰膝酸軟，或瘡瘍、手術後創口久不癒合等。現代研究顯示，牛肉含蛋白質較多，脂肪較少，還含維生素B_1、B_2、鈣、鐵和一定量的膽固醇。黃牛肉還含肽類、肽酸、黃嘌呤、牛磺酸、乳酸、糖原等。故其營養價值甚高，《韓氏醫道》曰：「黃牛肉，補氣，與錦黃芪同功。」

【應用實例】

1.脾虛、虛弱少氣：黃牛肉500克，糯米60克，白蘿蔔60克，蔥、薑、味精、鹽少許，加水煮粥食用。

2.體虛、乏力、腰酸腿軟：①牛肉100克，切成薄片，與大米煮粥，加五香粉和鹽少許調味，溫熱食之。②若病後體虛，可用牛肉、麥仁（去皮後的小麥）各適量，煮成粥食。

3.脾胃虛弱、營養不良、面浮足腫、小便短少：牛肉250克，切成小塊，加水適量，用小火煮成濃汁，少加食鹽調味，經常飲用。

4.氣虛自汗：牛肉250克，黨參、黃芪、淮山藥、浮小麥各30克，白術15克，大棗10枚，生薑10克，加水適量，慢火煮至肉爛熟，再加適量鹽調味，食肉喝湯。

5.脾胃虛寒、不思飲食、身體瘦弱：牛肉500~1000克，陳皮、砂仁各3克，生薑15克，桂皮3克，胡椒3克，另加大蔥及鹽調味，同煮，牛肉熟後取出，切片食用。

【注意事項】

黃牛肉性溫，多食則助熱生火，熱盛或濕熱症不宜食用。

牛肚

【功效與應用】

牛肚性平，味甘。具有補虛、益脾胃的作用。可用於病後體虛、氣血不足、消渴、眩暈等。現代研究顯示，牛肚含有一定量蛋白質，少量脂肪和灰粉，也含有鈣、磷、鐵、硫胺素、核黃素、煙酸等，其營養成分僅略次於牛肉，故煮食可以補體，也可用於療病。

【應用實例】

1.脾虛食少、乏力、便溏：牛肚1個，苡仁120克，共煮粥食用。

2.脾胃虛弱、消化不良、氣血不足、消渴、神疲乏力、眩暈：牛肚與薏苡仁適量，大米60克，煮成粥，多次食用。

3.氣血不足、神疲乏力、消化不良、氣短、食後腹脹：牛肚1個，黃芪30克，加水燉熟，食肉喝湯。

4.脾胃不足，胃痛噁心：牛肚1個，生薑60~120克，共燉爛熟，酌加調味料，分數次服食。

5.消渴、眩暈、五臟虛損：牛胃1具，醋30克，生薑10克，共煮，分數次食之，連食數具。

羊肉

【功效與應用】

羊肉性溫，味甘。具有補虛益氣、溫中暖下的作用。可用於陽萎、早洩、經少不孕、腰膝酸軟、產後虛冷、腹痛寒疝、納食不化、肺氣虛弱、久咳哮喘等。現代研究顯示羊肉富含蛋白質，其脂肪含量爲豬肉的一半，此外，還含有少量碳水化合物以及磷、鐵、鈣、維生素B_1、B_2、煙酸等，各種成分對人體均有滋補作用。故元代李杲謂：「人參補氣，羊肉補形。」由於羊肉供給熱量高，爲冬令進補之佳肴，但羊肉有臊膻怪味，食用時宜用蘿蔔同煮，或用甘草、生薑適量除去之，方能發揮其美味，以利攝入吸收。

【應用實例】

1.脾胃虛寒、裡急腹痛、脅痛或氣血不足、陽氣不振、產後腹中冷痛、腹中寒疝：羊肉250克（切塊）、當歸30克、生薑15克，加水煎至羊肉爛熟，去渣取汁服，連服3~5天。

2.腎虛陽痿、腰膝酸軟、畏寒喜熱、夜尿多、困倦乏力以及脾胃虛寒、腹痛、反胃：羊肥肉500克，去筋膜，切片，蒸熟或煮熟，加薑、蒜、醬油、鹽等調料食用。

3.脾胃虛弱、食欲不振或虛寒嘔逆：羊肉250克（切成小粒），大米（或粟米）120克，加水煮成粥，加食鹽、生薑、花椒適量調味，分2~3次服食。

4.病後、產後經常肢冷、出冷汗、疲倦、氣短、口乾、煩熱、失眠：羊肉500克，生薑25克，以微火燉半日，取羊肉湯一碗，加去皮生山藥片100克，在鍋內煮爛後，再加牛奶半碗、食鹽少許，煮沸即可，經常食用。

5.反胃、消化不良、腹部隱痛、腰膝冷痛：羊肉250克，加肉桂3克、蔻仁5克、茴香3克、生薑10克，煮熟後食用。

【注意事項】

1.凡外感邪熱或內有宿熱者忌食。

2.羊肉性溫，暑熱天不宜食用，發燒、牙痛、便秘等症不宜食用。

兔肉

【功效與應用】

兔肉性涼、味甘。具有補中益氣、清熱止渴、涼血解毒的作用。可用於脾胃虛弱或營養不良、身體瘦弱、飲食減少、消渴羸瘦以及胃腸有熱、嘔逆、便血等。現代研究顯示，兔肉含蛋白質高於牛、羊、豬肉，並且爲完全蛋白質食品，還含較多的糖類、少量脂肪及硫、鉀、鈣、磷、鈉、維生素、卵磷脂等成分，特別是兔肉中富含卵磷脂，常吃兔肉可使人體血液中磷脂含量增加，抑制低密度脂蛋白的有害作用，有助於避免冠心病、動脈粥樣硬化、高血壓等疾病的發生和發展，此外，兔肉肌纖維細膩疏鬆，水分多，肉質細嫩，食後2小時即能消化，吸收率達85%。由於兔肉具有上述營養成分及特點，對人體的皮膚粘膜的健康和代謝都有重要作用，故有「美容肉」之美稱。

【應用實例】

1.肝腎陰虛、頭暈眼花、視物模糊：兔肝1具，枸杞子9克、女貞子9克先煎藥取汁，煮兔肝，調味後吃肝喝湯。

2.氣血不足或營養不良、身體瘦弱、疲乏無力、飲食減少：兔肉120克(切塊)，黨參30克，山藥30克，大棗30克，枸杞子15克，加水共煮至肉熟透，飲湯食肉，連食數日至數週。

3.消渴、身體瘦弱：兔1隻，去毛、爪及內臟，與山藥同煎取濃汁，涼後飲用，口渴即飲。

4.消渴、身體瘦弱、小便不禁：兔肉500克（切塊），山藥60克，天花粉60克，加水煎煮，至兔肉爛熟，取濃汁服，口渴即飲。

5.病後體虛，過敏性紫癜：兔肉500克，紅棗20~30枚，同煮湯，加適量油、鹽調味，分數次服食，連食數劑。

【注意事項】

1.兔肉性涼，脾胃虛寒者禁用。

2.近來，採用健康胎兔加工製成糖衣片，對肺結核、肝炎、慢性支氣管炎等有一定療效。

鹿肉

【功效與應用】

鹿肉性溫、味甘。具有補五臟、調血脈、益氣血、補腎益精、通督脈的作用。可用於虛損羸瘦、氣血不足、產後無乳、體倦乏力、腎陽虛衰、腎精不足、腰脊酸軟、畏寒肢冷、陽痿精少等。現代研究顯示，鹿肉含蛋白質、無機鹽、維生素等，對人體有較好的營養作用。古人認為，鹿為仙獸純陽多壽之物，一身皆益於人，其肉有益無損。

【應用實例】

1.氣血不足，虛羸少氣或產後缺乳：鹿肉120克（切塊），黃芪30克，大棗30克，加水煎煮，煮至肉熟透，飲湯食肉，連食數日。

2.腎陽虛所致陽痿、畏寒、腰痛：鹿肉120~150克，肉蓯蓉30克，將鹿肉洗淨，切片，肉蓯蓉水浸泡後切片，兩者共煮，加少量生薑、蔥、鹽作羹，飲湯食肉，連食數次。

3.肝腎不足、陽虛精少、筋骨不健所致的腰背疼痛、乏力、陽虛尿頻：鹿肉120克，切塊，杜仲12克，加水煎煮，煮至肉熟透，稍加食鹽、胡椒調味，飲湯食肉，連食數日。

【注意事項】

1.鹿肉性溫，一次食量不得超過150克，否則會引起流鼻血，身感燥熱之現象。

2.鹿肉為名貴補養食品之一，煮食、煎湯、熬膏、酒熬皆可食用，並且有較好的療病功效。

3.鹿肉不能與雉肉、蝦同食，易發生瘡瘍。

4.鹿肉性溫，故陽盛或陰虛內熱者忌用。

5.炎熱季節宜少食，寒冬時節食之最宜。

驢肉

【功效與應用】

驢肉性平，味甘、酸。具有補氣益血的作用。可用於勞損、風眩、心煩以及體質虛弱而經常頭昏、眼花、乏力等症。

【應用實例】

1.氣血不足、食少乏力、消瘦：驢肉250克，大棗10枚，山藥30克，共煮湯食用。

2.風眩、憂愁不樂：驢肉適量，切片，加入豆豉適量，煮爛熟後入五味調味，空腹食之。

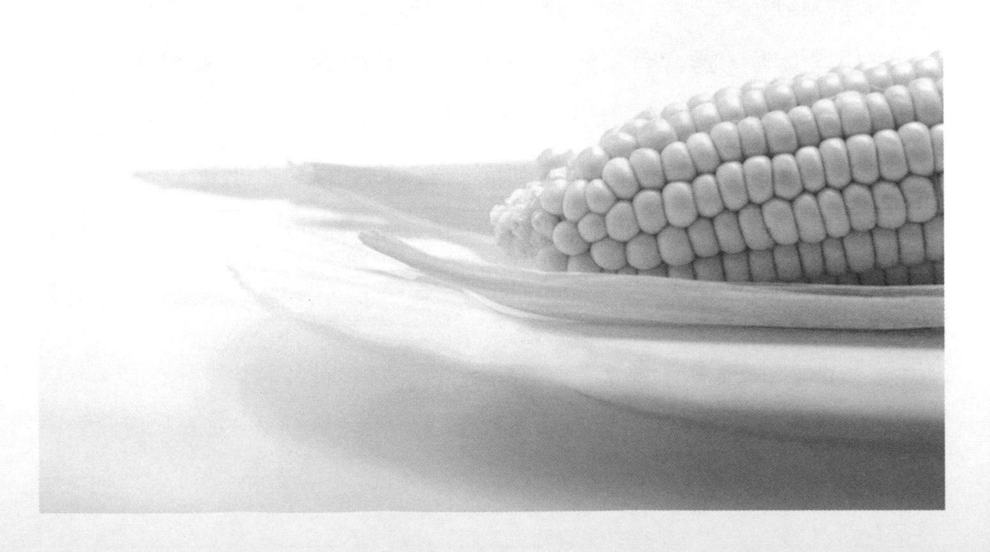

5 禽蛋

雞肉

【功效與應用】

雞肉性溫，味甘。具有溫中益氣、補精塡髓、降逆的作用。可用於脾胃虛弱、食少、泄瀉、下痢、虛勞羸瘦、消渴、水腫、小便頻繁、崩漏帶下、產後乳少、病後體虛等症。現代研究顯示，雞肉蛋白質的含量將近於豬肉的3倍，而脂肪含量僅爲豬肉的二十分之一，含有不飽和脂肪酸及鈣、磷、鐵、鎂、鉀、鈉、硫、維生素B_1、B_2、C、E和煙酸等，還含有甾醇、3－甲基組氨酸等，故適量雞肉有利於多種疾病的恢復，特別對病後或產後有良好的滋補作用。近年來，有人研究運用雞皮移植治療燒傷創面有較好效果。證明雞皮可防治感染、消除局部給予全身的不良影響。此外，雞肉味鮮氣清香，可促進食欲。

【應用實例】

1.肝血不足、頭暈、眼花：雞肉250克，制首烏15克，當歸15克，枸杞子15克。煮熟食肉喝湯。

2.脾胃陽虛或氣虛受寒所致的食少、脘腹隱痛：公雞1隻，去毛及內臟，加入黨參18克，草果1克，陳皮3克，桂皮3克，乾薑6克，胡椒10粒，加蔥、薑、醬、鹽調味，共煮湯，待雞肉熟爛後去藥，食肉喝湯。

3.月經不調、潮熱盜汗：烏骨雞1隻，洗淨，於腹內放入當歸、熟地、白芍、知母、地骨皮各10克，縫合，煮熟後去藥，分數次食肉喝湯。

4.尿頻、陽痿、早洩、崩漏帶下：小公雞1隻，去毛及內臟，加入蝦仁15克，海馬10克，薑、蔥少許，隔水蒸熟，去薑蔥，加適量食鹽、味精頓服，連食2~3隻。

5.中氣虛弱、老年體衰、內臟下垂、瘡口經久不收：雞肉500克，黃芪60克，隔水蒸熟，去黃芪，加適量調味料品，分數次食用，連食數劑。

6.支氣管炎、支氣管哮喘、老人慢性咳嗽、痰多：幼公雞1隻（約500克），去毛及內臟，將隔年越冬柚子一個去皮留肉放入雞肚內，加水適量，隔水燉熟，吃雞飲湯，每週1次。

【注意事項】

1.雞肉性溫、助火，對於肝陽上亢及口腔糜爛，皮膚癤腫，大便秘結者不宜食用。

2.雞尾部有個凸起的實質體，稱防氏囊，是一個淋巴器官，它是貯存各種病菌及癌細胞的大倉庫，食用時應除掉。

3.中醫用雞治療疾病有一定的研究，認爲公雞、母雞有差異。公雞，屬陽，善補虛弱，宜用於青、壯年男性患者；母雞，性屬陰，對於老人婦女、產婦及體弱多病者有益，滋補以母雞爲宜。此外，公雞爲發物，故生瘡瘍、皮膚瘙癢、過敏體質一般不宜食用。

4.在藥用雞中，以烏骨雞爲最好。

雞蛋

【功效與應用】

雞蛋性平，味甘。有養心安神、滋陰潤燥之功；蛋清清肺利咽、清熱解毒；蛋黃滋陰養血、潤燥熄風、健脾和胃。可用於心煩不眠、燥咳聲啞、血虛所致的乳汁減少，或眩暈、夜盲、病後體虛、營養不良、胎動不安、產後口渴、下痢、幼兒多食穀物糖類引起的腹瀉或消化不良等症。現代研究顯示，雞蛋的蛋白質是食物中質量、種類、組成平衡中最優良的理想的蛋白質，含有所有的必需氨基酸，並含有一定量脂肪和糖、各種維生素、礦物質等。而蛋白質中，主要爲嬰兒成長需要的卵蛋白和卵球蛋白，與人體蛋白質組成相近，故吸收率高。所以雞蛋是老人、兒童、孕產婦及病弱患者的理想的食物。

【應用實例】

1.幼兒消化不良：蛋黃油每天5~10毫升，分2次服，1療程4~5天。一般服藥1~2天後，大便次數及性狀均有明顯好轉，用藥4~5天可痊癒。

2.幼兒驚癇：雞子黃和乳汁，視幼兒大小適量服之。

3.陰虛、失音、咽痛：雞蛋一個，與冰糖適量用開水沖服，每日2次，連服5~7天。

4.婦女血虛、月經不調、身體虛弱：當歸10克水煎，打入雞蛋2個，加紅糖30克，時時服食。

5.陰血不足、心悸失眠：生地黃12克，麥門冬12克，百合12克，煎湯取汁，沖入雞蛋2個拌勻服，連食1~3週。

6.白帶：雞蛋3個，白果仁3個，共煮，食蛋和白果，喝湯。

7.腹瀉：鮮雞蛋2個，用艾葉包好放灶火內燒熟，去殼食蛋。

8.咳嗽不止：雞蛋1個，去殼打散，另取白糖1~2匙，水半碗溶化、煮沸，趁熱沖入雞蛋，拌勻，再加鮮薑汁少許服用，早晚各1次，連飲3~5天。

9.神經性皮炎、牛皮癬：雞蛋2個，醋250克，浸泡7天後取出，將蛋清和蛋黃貯瓶內備用，局部反覆外塗。

10.體虛久咳：生雞蛋一個，打在大碗內，打散，以滾開的濃豆漿沖入碗中，調適量白糖食用。

【注意事項】

脾胃虛弱者不宜多食，多食則令人悶滿。

雞肝

【功效與應用】

雞肝性微溫，味甘。具有補肝益腎，養血明目的功效。可用於肝虛目暗、小兒疳積、夜盲、目生翳障及婦人胎漏等症。現代研究顯示，雞肝含有豐富的蛋白質，少量脂肪、碳水化合物、灰分等，還含有大量維生素A、抗壞血酸，也含硫胺素、核黃素、煙酸、膽鹼，對人體有全面營養作用。

【應用實例】

1.老人肝虛目暗，幼兒疳積：雞肝1具（烏雞肝更佳），切碎，粳米60克，煮粥服食，連食數日至數週。

2.維生素A缺乏的夜盲症：草決明9克，先煎取汁，後下切好的雞肝15~50克，打入雞蛋1個，煮熟食用。

3.陽痿：雄雞肝2具與菟絲子60克，研末，以麻雀蛋10個和丸如小豆大，每次服1~2丸，1日3次，連服數劑。

4.遺尿：雞肝、桂心等份搗丸，小豆大，每服1丸，1日3次，米湯送下，連服數週。

5.夜盲、幼兒疳積、角膜軟化症：鮮雞肝1~2個，在沸水中燙20分鐘，以食鹽或醬油蘸食，連吃3~5天爲一療程。

鴨肉

【功效與應用】

鴨肉性微寒，味甘、鹹。具有滋陰養胃、利水消腫、健脾補虛的作用。可用於癆熱骨蒸、大腹水病、食少便乾、盜汗、咳嗽、遺精及女子經血量少、咽乾口渴等症。現代研究顯示鴨肉蛋白質含量略低於雞肉，而脂肪及碳水化合物含量均高於雞肉，此外，還含有無機鹽、鈣、磷、鐵和維生素B_1、B_2等成分，故鴨肉歷來爲補養食品。由於其味鮮美，還能增進食欲。

【應用實例】

1.健脾、補虛、清暑養陰：鴨1隻（去毛及內臟），冬瓜2000克（不去皮），豬瘦肉60克，海參、芡實、薏苡仁各30克，蓮葉1片，煮鴨至爛，加調味料分數次食用，連食數隻。

2.體虛水腫、虛勞食少：① 鴨肉切成薄片，同大米煮粥，調味後食用。

3.大便秘結、貧血：鴨1隻，加當歸30克，清燉，吃肉喝湯，分次服食。

4.慢性腎炎、浮腫：取3年以上綠頭老鴨1隻，去毛剖腹去腸雜，塡入大蒜頭4~5球，煮至爛熟，不加鹽或略加糖，吃鴨、蒜並喝湯，隔幾天吃1隻。

5.補氣肥體、虛羸乏力、血暈頭痛：老鴨同豬蹄煮食，時時服食，能補氣肥體。同雞煮食，治血暈、頭痛。

【注意事項】

1.脾胃陽虛，外感初起，腹瀉者忌食。

2.鴨的補益功能與鴨的雌雄、老幼、毛的色澤有關，一般認爲綠頭雄鴨最補，故古人李漁雲也說：「諸禽尙雌，而鴨獨尙雄。」，「諸禽貴幼，而鴨獨貴長。」

鴨蛋

【功效與應用】

鴨蛋性涼、味甘。具有滋陰清肺的作用。可用於陰虛肺燥之咳嗽，咽乾痰少，喉痛及齒痛，泄痢，肺胃津傷之口渴、大便乾結等症。現代研究顯示，鴨蛋所含成分與雞蛋相似，其營養作用亦與雞蛋相近。

【應用實例】

1.陰虛肺燥之咳嗽痰少、咽乾：銀耳9克，先煮，鴨蛋1個（後打入），加入適量冰糖調味食用。

2.清肺火，止咳嗽，治喉痛：鴨蛋打散沸水沖，放白糖少許，連服數日。

3.風寒、風火各種牙痛：鹹鴨蛋2個，韭菜30克，食鹽9克，放砂鍋內加水同煮熟後，空腹食蛋，連食3~5天。

4.赤白下痢：鴨蛋一個，打散，入生薑3克，蒲黃10克，同煎，空腹服，每日早晚各1次，連食3~5天。

5.鼻衄、頭脹痛：青殼鴨蛋10個，馬蘭頭250克，同煮，蛋熟後將殼剝掉，再煮蛋至烏青色，每日適量，吃蛋喝湯。

【注意事項】

1.鴨蛋性涼，故胃脘冷痛、寒濕泄瀉或食後胃脘脹滿等脾胃陽虛、氣滯食積之症，宜少食或忌食。

2.本品不宜與鱉魚、李子同食。

鵝肉

【功效與應用】

鵝肉性平，味甘。具有益氣補虛、和胃止渴的作用。可用於脾胃虛弱、中氣不足、倦怠無力、虛羸、消渴等症。現代研究顯示，鵝肉蛋白質含量低於鴨肉，但脂肪和糖的含量高於鴨肉，並含有鈣、磷、銅、錳和維生素A、B_1、B_2、C等，對身體虛弱、營養不良者，有較好的補養作用。

芪

【應用實例】

1.氣陰不足所致的口乾思飲、乏力、氣短咳嗽、納少：鵝肉250克，豬瘦肉250克，山藥30克，北沙參15克，玉竹15克，共煮熟食用。

2.中氣不足之消瘦、乏力、食少：黃芪、黨參、山藥各30克，鵝一隻，去毛及內臟，與藥共煮，肉熟後食用。

3.陰虛體弱，腰膝酸痛，少氣乏力，陰虛內熱：鵝肉200~500克，魚鰾30~50克，鵝肉切塊，與魚鰾共煮，加少量鹽以調味，肉熟後分數次飲湯食肉，隔數日食1劑，連食數劑。

【注意事項】

1.脾胃陽虛、皮膚瘡毒、濕熱內蘊者忌食。

2.補益及治消渴以白鵝為佳。

3.鵝肉不宜過量食用，食多則不易消化。

4.鵝肉性與葛根相似，能解鉛毒。

鵝蛋

【功效與應用】

鵝蛋性微溫，味甘。有補中益氣的作用。可用於脾胃氣虛、中氣不足、少氣乏力等。現代研究顯示，鵝蛋營養成分與雞蛋相近，含有蛋白質、脂肪、糖分、卵磷脂，還有維生素、鈣、鐵、鎂等成分，含脂量高於雞蛋而含糖量僅為雞蛋的四分之一。故此，鵝蛋對人體也有很好的營養作用。

【應用實例】

神疲乏力、納少、脫肛：鵝蛋1個，用油煎食，每天一次，連食5~7天。

【注意事項】

氣滯者不宜食，多食則發痼疾。

雀蛋

【功效與應用】

雀蛋性溫，味甘、鹹。具有補腎陽、益精血、調沖任的作用。可用於男子陽痿不起、女子帶下經閉、頭暈、癰腫等症。

【應用實例】

1.腎虛陽痿、早洩、滑精：① 雀蛋煮熟，去殼食，1日3次，每次1個。② 雀卵2個，羊肉250克，加鹽和調味料煮湯食用。

2.男子陽痿不起、女子帶下、便溺不利、疝瘕癰腫：雀蛋清和天雄末，菟絲子末爲丸，空心酒下五丸。

3.男子陽痿：菟絲子末500克，於春二、三月取麻雀蛋5個，去蛋黃用蛋白，和丸梧桐子大小，每服80丸，空腹時用鹽湯或酒送服。腰痛加杜仲，下元虛冷加附子。

4.腎虛之陽痿、早洩：雀蛋2個，蝦9克，菟絲子、枸杞子各9克，放於碗內，蒸熟食。

【注意事項】

陰虛火旺及內熱盛者忌用。

鵪鶉

【功效與應用】

鵪鶉性平，味甘。具有健脾益氣、健筋骨、利水除濕、滋補肝腎的作用。可用於虛羸少氣、脾虛久痢、疳積、濕痹、肝腎陰虛、腰膝酸痛等症。現代研究顯示，鵪鶉肉含有大量的蛋白質，比雞肉高五分之一，維生素A、B_1、B_2、C、D、K、卵磷脂、鐵及蘆丁等，含量亦比雞高，對虛體頗有補養作用，故稱之爲「動物人參」。此外，鵪鶉含脂肪相對較少，其味鮮美，易消化吸收，適合於孕婦、產婦、老年體弱者食用，對於高血脂症、高血壓、冠心病、血管硬化症、肥胖症患者尤爲適宜。

【應用實例】

1.腰膝酸軟疼痛，四肢乏力：鵪鶉1隻，去毛及內臟，加枸杞子30克，杜仲15克，煎水取汁飲，並食鵪鶉肉，連食數日，或時時服食。

2.咳嗽日久，氣短乏力：鵪鶉1隻，去毛及內臟，加紅糖、黃酒煮熟食用。

3.脾胃虛弱之食欲不振、消化不良：鵪鶉1隻，去毛及內臟，加黨參15克，山藥50克，共煮食。

4.幼兒疳疾：鵪鶉10隻，洗淨，加少量油、鹽蒸熟，早晚各吃1次，連吃5日。

5.脾虛不適，少食乏力，便溏腹瀉，水腫：鵪鶉2隻，去毛及內臟，合赤小豆30克，生薑3克，加水煮熟食之，連食數日。

6.幼兒消化不良、疳積消瘦：鵪鶉1隻，去毛及內臟，加少量鹽、油，蒸熟，分早晚2次，食5~7天。

鵪鶉蛋

【功效與應用】

鵪鶉蛋性平，味甘。具有補五臟、益中續氣、強筋壯骨的作用。可用於營養不良、貧血、結核病、高血壓、血管硬化等症。現代研究顯示鵪鶉蛋所含蛋白質和脂肪與雞蛋相近，而維生素B_1、B_2、卵磷脂、鐵等均高於雞蛋，而膽固醇含量低於雞蛋，並含蘆丁和對大腦有益的腦磷脂、激素等，有強身健腦、降脂降壓作用，對肝炎、腦膜炎、心臟病、神經衰弱等症，食之尤為適應。

【應用實例】

1.幼兒營養不良：鵪鶉蛋1個，打入米湯內煮熟，每早各一劑，連用3個月。

2.幼兒喘症：鵪鶉蛋30個，浸泡於五味子30克煎水中，一週後取出煮熟，每日食1個，連續服完。

3.肺結核：鵪鶉蛋1個，白芨適量（研末），共拌勻，每早用沸水沖服，連續服用。

4.神經官能症：每早晚用沸水沖服鵪鶉蛋一個，連續服用數週。

【注意事項】

外感未清、痰熱、痰濕甚者不宜進食。

鴿肉

【功效與應用】

鴿肉性平，味鹹。具有滋腎益氣、祛風解毒、截瘧的作用。可用於腎虛及老年體虛、虛羸、消渴久瘧、婦女血虛經閉、惡瘡疥癬等症。現代研究顯示，鴿肉含有十分豐富的血紅蛋白，蛋白質含量高出豬肉的9.5％，營養作用與雞類似，卻比雞更容易消化吸收，故有「三雞不如一鴿」之說。此外，鴿肉脂肪含量低，對老年人或久病體虛者適宜，對血脂偏高、冠心病、高血壓者尤爲有益。

【應用實例】

1.腎虛、老年體虛：白鴿1隻（去毛及內臟），枸杞子24克，黃精30

克，共燉或蒸熟食用。

2.久病虛羸少氣、婦女血虛經閉：鴿1隻（取肉），黨參15克、當歸9克，加水煨湯服。

3.脾胃虛弱、氣短乏力、飲食減少：白鴿1隻，北芪、黨參各15克，山藥30克，煮熟食肉飲湯。

4.消渴多飲，氣短乏力：白鴿1隻，去毛及內臟，切小塊，山藥、玉竹各30克，共燉熟，調味後食肉喝湯。

【注意事項】

1.鴿肉食多則減藥力

2.鴿肉的補益作用以白鴿肉最佳。

鴿蛋

【功效與應用】

鴿蛋性平，味甘。具有養心補腎、潤燥、養血安神、解瘡毒、痘毒的作用。可用於腎虛或心腎不足所致的腰膝酸軟、疲乏無力、心悸失眠、燥咳、咽痛、目赤、胎動不安、產後口渴等症。現代研究顯示，鴿蛋含有優質蛋白質和脂肪，並含少量糖分、灰分及多種維生素，且易於消化吸收，是理想的營養品。

【應用實例】

1.腎虛腰膝酸軟、失眠、心悸：鴿蛋4個，桂圓肉15克，枸杞子15克，加冰糖燉熟服食，連食數日至數週。

2.預防麻疹：鴿蛋2個，煮食，麻疹流行時期，可連服3~5天，每日服2個。

3.心腎不足所致腰膝酸軟、乏力、心悸、頭暈、失眠：鴿蛋2個，桂圓肉、枸杞子各25克，五味子15克，加冰糖蒸沸，飲湯，或加冬蟲夏草15克，加水煮熟，酌加冰糖服用。

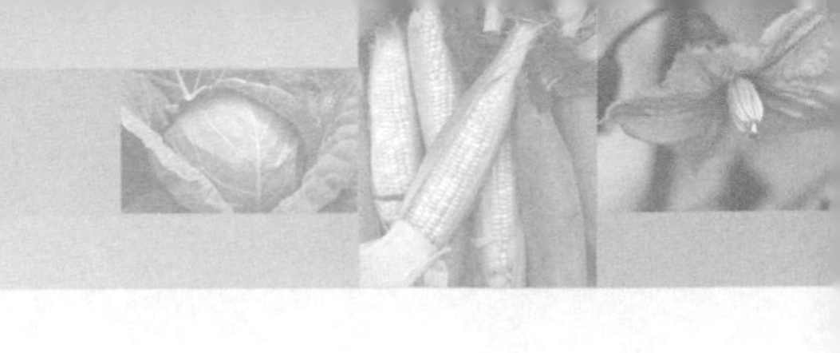

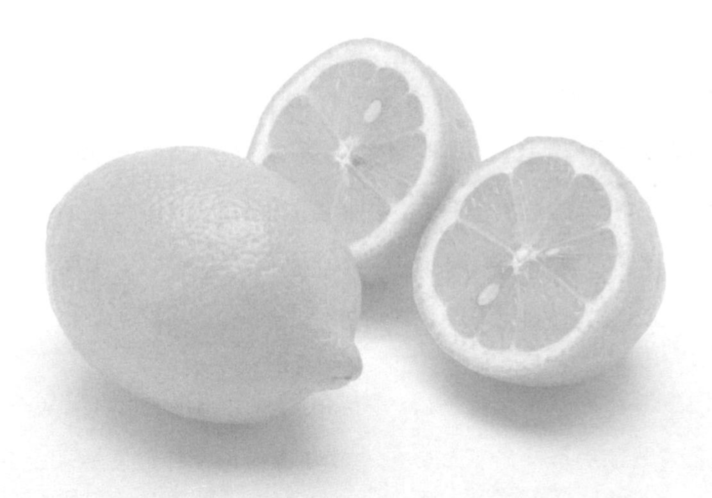

6 水產品

鯉魚

【功效與應用】

鯉魚性平，味甘。具有利水消腫、開胃健脾、清熱解毒、止咳平喘、通乳安胎的作用。可用於水腫脹滿、腳氣、黃疸、咳嗽、氣逆、乳汁不通等症，特別是對孕婦的浮腫、胎動不安有較好效果。現代研究顯示鯉魚富含蛋白質和多種游離氨基酸，並含有多種維生素及鈣、磷、鐵、肌酸、磷酸肌酸，還含有揮發性含氮物質、揮發性還原性物質、組胺以及組織蛋白酶A、B、C等成分，因此，鯉魚營養豐富，頗有藥用功能。據臨床報導證明，鯉魚對門靜脈性肝硬化腹水或浮腫、慢性腎炎水腫均有利水消腫的效果。

【應用實例】

1.妊娠水腫：鮮紅鯉魚1條（約500克），赤小豆50克，先將赤小豆燉熟，然後將鯉魚去鱗及腸雜、切碎，加好調味料，拌勻後加入赤小豆湯中，文火滾幾次，取出溫熱服食，每日1劑，連服數日。

2.肝硬化腹水：鯉魚1條，去鱗首及內臟，赤小豆30克，一同放入鍋中加水煮沸。忌用油、鹽、醋及其他調味料，早飯前或與早飯同食。

3.腳氣病：鯉魚1條（約250克），赤小豆60克，蒜頭2個，陳皮5克，生薑50克，用水煮吃，每日1劑，連食數劑。

4.黃疸：大鯉魚1條（去內臟，不去鱗），放火中煨熟後，去鱗，分次食用。

5.體虛久咳、氣喘、胸滿不舒：鯉魚1條，去鰓鱗及腸臟，洗淨切塊，先以素油煎焦黃，加薑、醬油、糖、黃酒各適量，水煨燉至熟爛，收汁後盛在平盤上，撒上薑、蒜、韭菜碎末和醋各少許，食用。

6.慢性腎炎、水腫：①鯉魚1條（重500克），去鱗及內臟，醋50毫升，茶葉30克，共放入鍋內加水燉熟，空腹吃，1次吃完，連食數劑。②鯉魚1條（約500克），與冬瓜、蔥白同煮湯服食。

7.產後乳汁不通、量少，全身虛弱：鯉魚1條（500克左右），焙乾研成粉末，飯後用黃酒送服，每次10克，日服2次。

【注意事項】

1.鯉魚目網膜上幾乎全是維生素A，故民間多吃魚目，以便明目。

2.鯉魚鱗是皮膚的眞皮生成的骨質，其基質由膠原變來，稱爲魚鱗硬蛋白，具有散血、止血的作用，對吐血、衄血、崩漏帶下、瘀滯腹痛、痔漏、魚骨鯁喉等有較好療效。

3.肝昏迷傾向及尿毒症者，忌服。

鯽魚

【功效與應用】

鯽魚性平，味甘。具有益氣健脾、利尿消腫、清熱解毒、通絡下乳、理疝氣的作用。可用於脾胃氣冷、食欲不振、消化不良、嘔吐乳少、消渴飲水、小腸疝氣等症。近年來臨床報導證明，鯽魚對慢性腎小球腎炎水腫和營養不良性水腫等病症有較好的調補和治療作用。現代研究顯示鯽魚含豐富蛋白質，並含鈣、磷、鐵等多種微量元素，硫胺素、煙酸、維生素B_{12}等，而脂肪、碳水化合物含量少；魚肉中含很多水溶性蛋白質和蛋白酶；魚油中含有大量維生素A與廿碳五稀酸等，這些物質均可影響心血管功能，降低血液粘稠度，促進血液循環。

【應用實例】

1.脾胃虛弱所致的不思飲食、消化不良：大活鯽魚1條，紫蔻3粒，研末，放入魚肚中，再加胡椒、陳皮、生薑等煮熟食用。

2.脾胃虛寒的慢性腹瀉、慢性痢疾：大鯽魚（約500克）2條，去鱗、鰓，從腹下切開5公分長的小口，除去內臟洗淨，填入陳皮5克，縮砂仁5克，蓽茇5克，大蒜瓣10克，胡桃5克，泡辣椒5克，蔥、鹽、醬油各適量。將鯽魚放入鍋中煎黃，加水煮成羹，除去魚腹中物，吃魚喝湯。

3.慢性胃炎、胃潰瘍癌變：鯽魚500克，洗淨，兩面煎黃，加黃酒2匙，燒出香味後，加細鹽1匙，冷水2大碗，沸後15分鐘，下純菜500克，再燒沸10分鐘即可。1日分2次服食，連食數劑或時時服食。

4.產婦少乳：鯽魚1~2條（每條200~300克），去鱗和內臟，洗淨，用油略煎，加薑、鹽各少許，煨湯，食魚喝湯，連食數次。

5.慢性心衰：鯽魚1條（約150~200克），茶葉6~9克（綠茶或花茶，但不用紅茶），將魚洗淨去內臟，保留魚鱗，將茶葉裝入魚腹，用線捆緊，加水500~600毫升，慢火煎煮至400毫升左右，去茶渣，飲湯食肉，開始日服2次，根據病情變化，以後改爲隔日或5~7日1次。

6.肺結核咯血：鯽魚、白蘿蔔不拘量，混合煮熟常服。

7.急、慢性水腫，腎小球腎炎水腫：鯽魚1條約150克，冬瓜皮60克，薏苡仁30克，鯽魚去鰓、內臟，與冬瓜皮、薏苡仁共煮湯，待冬瓜皮、薏苡仁熟爛後，飲湯食魚肉，連食5~7天。

8.小腸疝氣：每頓用鯽魚一條，用茴香煮食。

【注意事項】

1.鯽魚與雞肉、羊肉、鹿肉同食易生熱，故陽盛的體質和素有內熱者不宜食之，否則，易生熱而生瘡瘍。

2.鯽魚不宜與麥冬、沙參同用。

3.鯽魚不宜與芥菜同食。

鰱魚

【功效與應用】

鰱魚又名白腳鰱。其性溫，味甘。具有溫中益氣、暖胃、潤澤皮膚的作用。可用於脾胃氣虛所致的納少、乳少、體虛、皮膚粗糙無澤等症。現代研究顯示，鰱魚富含蛋白質及氨基酸，也含有脂肪、糖類、灰分、鈣、磷、鐵、硫胺素、核黃素、煙酸等營養成分，均可為機體所利用，其營養價值與青魚相近。

【應用實例】

1.脾胃虛寒、食少腹痛、嘔吐清水：鰱魚1條，去鱗、鰓及內臟，乾薑6克切片，加少許鹽蒸食。

2.久病體虛、食欲不振：鰱魚肉250克，加適量黃酒燉服，時時服食。

3.產後氣血不足所致的乳少：鰱魚1條，絲瓜仁30克，煮湯食用，每日一劑。

4.頭暈、乏力：鰱魚頭1個，天麻15克，加少許鹽調味，用清水燉服，連食數劑。

5.水腫：鰱魚1條約250克，赤小豆30克，煮食，每日一劑，連食5~7日。

鱅魚

【功效與應用】

鱅魚又名胖頭魚、花鰱、大頭魚、包公魚。其性溫，味甘。具有暖胃、益腦、補虛、化痰、平喘的作用。可用於體虛眩暈、風寒頭痛、老人痰喘、婦女頭暈及體虛感冒等症。現代研究顯示，鱅魚富含蛋白質、脂肪、灰分、熱量、鈣、磷、鐵、硫胺素、核黃素、煙酸等，且各種主要營養成分均較鯽魚豐富。

【應用實例】

1.老人痰喘、婦女頭暈及神經衰弱：黑豆適量，微炒，鱅魚頭煎至金黃色，加入已炒過的黑豆，煮透，食魚、豆，時時服食。

2.體虛眩暈、高血壓、頭昏、記憶力減退：鮮鱅魚250克，經油煎後，加水燉熟，加鹽調味食之，常服。

3.寒濕內傷胞宮所致月經失調、痛經等症：鱅魚500克，去鱗、鰓，以熱油煎至魚身兩面微黃，加入乾薑8克、胡椒10粒、肉桂5克、桃仁10克、高湯1000毫升，中火煎煮20分鐘。熟後加少量鹽、味精，撒上香菜末出鍋，食肉喝湯。

4.風寒頭痛、體虛感冒、婦女頭暈：鱅魚頭1個（約300~500克），生蔥6克，米酒50毫升，水1碗，先將魚頭煎熟，加酒、水及蔥煮熟，用鹽調味內服，連食3~5劑。

【注意事項】

1.有熱病及虛熱者均不宜食。

2.鱅魚肉肥嫩，營養價值很高，尤以頭部含脂肪最多，故民間以食鱅魚頭補虛，民諺有：「花鰱吃頭，青魚吃尾，鴨子吃大腿。」之說。

3.鱅魚藥用價值較高，但不宜多食，多食則易動風熱，發疥。

草魚

【功效與應用】

草魚又名鯇魚、白皖、魚、魚。具有暖胃和中、平肝、祛風、治痹、截瘧的作用。可用於胃寒冷痛、食少、體虛氣弱、瘧疾、頭痛等症。鯇魚富含蛋白質、脂肪、無機鹽、鈣、磷、鐵、硫胺素、核黃素、煙酸等，其營養價值與青魚相近。

【應用實例】

1.體虛、傷風感冒、頭痛、鼻塞、風寒濕痹：草魚肉150克，生薑片25克，米酒100克，用半碗水煮沸後，放入魚肉片、薑片及米酒共燉約30分鐘，加鹽調味趁熱食用，臥床蓋被取微汗，1日2次，連食數日。

2.風寒頭痛：草魚加蔥煮食，亦可用香菜同煮。

3.胃寒冷痛：草魚1條，白豆蔻、砂仁各3克，同煮。

4.高血壓、眩暈、頭痛：草魚肉150克，洗淨切片與葛根粉30克一起，加水適量煮成糊狀，加少許油、鹽、味精調味，每日1劑，連服10日爲1療程。

5.益氣和中，明目：草魚腸150克，洗淨切段，加胡椒粉適量，與雞蛋2個蒸熟食用，連食數日。

【注意事項】

1. 鯇魚膽不宜生食。

2. 鯇魚熟食有暖脾胃、補氣血之功效，可作滋補食療品。此品煮食或入藥煎湯飲，還可治療久瘧。

鰣魚

【功效與應用】

鰣魚又名瘟魚、三黎、三來。其性平，味甘。具有溫中補虛、滋補強身、清熱解毒的作用。可用於體虛無力、虛勞咳嗽、氣血不足、體弱多病、瘰瘡及燒傷等症。鰣魚富含蛋白質、脂肪、無機鹽、硫胺素、煙酸等，特別是脂肪含量居魚類之首。故鰣魚營養豐富，並有一定藥用價値。

【應用實例】

1.體虛無力：鰣魚加竹筍、香菇、火腿同煮，蒸煮尤佳。

2.水火燙傷：鰣魚蒸出魚油，盛於瓶內，埋入土中，用時將鰣魚油塗患處。

3.拔除疔瘡之根：以生鰣魚肉貼於疔瘡上，固定緊後用力揭起。

【注意事項】

1.患疥癩者愼食。

2.鰣魚鱗片下部脂肪多，食用時不必刮去魚鱗，否則會損失一部分脂肪而降低其營養價值。

青魚

【功效與應用】

青魚又名黑皖、青鯇、烏鯖等。其性平，味甘。具有補氣養胃、化濕利水、祛風除煩的作用。可用於氣虛乏力、腳氣濕痹、頭暈無力、未老先衰、煩悶、瘧疾、水腫、血淋等症。現代研究顯示，青魚富含蛋白質、脂肪、灰分、鈣、磷、鐵、硫胺素、核黃素、煙酸等，其營養價值高於其他三大家魚。此外，青魚富含核酸，食之可滋養機體細胞，增強體質，延緩衰老，長壽延年。還發現青魚所含鋅、硒等微量元素有助於防癌、抗癌。

【應用實例】

1.腳氣濕痹：青魚肉120克，與韭菜適量煮食，時時服食。

2.腳氣腳弱、預防流感：黑皖魚1條（約重1000克），去鱗、鰓、內臟，洗淨，魚身兩側用刀劃口，將魚放在盤中，蒸到八分熟時，加薑、蔥、黃酒、鹽、味精適量，再繼續蒸熟，分數次食之，連食數劑。

3.久病體虛、血淋、月經不調、痛經：淨青魚肉250克，以刀背剁成魚泥，加雞湯、胡椒粉、黃酒、鹽、蔥、薑汁各少許，用筷子向順時針方向用力攪拌至粘稠；南瓜肉60克擦絲，加鹽稍拌，擠去水，與魚泥拌勻成餡，包成餛飩。豬的長骨洗淨敲開，與冬蟲夏草10克共入鍋中燒煮60分鐘，棄豬骨，下入餛飩煮熟即可，時時食之。

【注意事項】

1.糟、醉青魚易動風發疥，病人當愼食。

2.《本草經集注》：「服術勿食青魚。」陶弘景：「青魚鮓不可合生胡荽及生葵並麥醬食之。」

桂魚

【功效與應用】

桂魚又稱鱖魚、石桂魚、錦鱗魚、鯚魚、鱖豚等。其性平，味甘。具有補氣血、益脾胃、療虛損、化骨刺的作用。可用於虛勞體弱、癆瘵納少、腸風下血、骨刺鯁喉等症。現代研究顯示，桂魚含蛋白質、脂肪、鈣、磷、鐵、硫胺素、核黃素、煙酸等，其營養價值勝過鱸魚、鯉魚等，故唐代張志和有「桃花流水鱖魚肥」之讚美詩歌。

【應用實例】

1.貧血、食欲不振、虛勞體弱：桂魚1條，去鱗及內臟，加薑、蔥、鹽、醬油、胡椒等調味料共煮食用。

2.肺結核、虛勞體弱：桂魚1條約120克，刮鱗洗淨，加蔥、薑、鹽、酒適量，隔水蒸15分鐘，每日1劑，經常食之。

3.病後體弱、老年體弱：桂魚1條，去鱗及內臟；黃芪、黨參各15克，淮山藥30克，當歸頭12克，諸藥先煎取汁，入魚共煮熟食用。

4.骨刺鯁喉：桂魚膽陰乾，用其末酒化溫呷，吐之即可。

5.幼兒軟癤化膿：生桂魚尾搗爛，敷於患處。

【注意事項】

1.《本草品彙精要》：「患寒濕病人不可食。」但加入薑、蔥即可消除此弊。

2.桂魚爲補氣血、療虛勞之食療要品，肺結核病人宜多食之。

白魚

【功效與應用】

白魚性平，味甘。具有健脾開胃、消食行水的作用。可用於血虛心悸、納穀不香、慢性泄瀉、體虛浮腫，以及肝腎陰虛之流淚、視物模糊、眼花等症。

【應用實例】

1.血虛心悸、納穀不香：白魚，加蔥、薑煮食。

2.肝陰不足、眼花、夜盲：白魚1條，去鱗及內臟，當歸、制首烏各9克，後二味煎取藥汁煮魚，調味後食用。

3.慢性腹瀉：醃白魚或糟白魚，佐白粥食。

4.肝腎陰虛之流淚、視物模糊：白魚1條，去鱗及內臟，枸杞子30克，共煮湯食。

【注意事項】

1.患瘡癤者不宜食，可發疸。

2.白魚宜新鮮食用，能托毒外出，屬於「發物」之一，但與薑、蔥或豆豉同煮即無發性。

鱧魚

【功效與應用】

鱧魚又名黑魚、生魚、烏魚、烏鱧、蛇皮魚等。其性寒，味甘。具有補脾利水、鎮驚、去瘀生新、清熱、祛風的作用。可用於浮腫、濕痹、腳氣、小便不利、痔瘡、疥癬、癲癇等症。現代研究顯示，鱧魚蛋白質含量甚高，還含有多種氨基酸，如組織胺、3－甲基組氨酸等，並含有少量脂肪和人體不可缺少的鈣、磷、鐵和多種維生素，其營養價值與青魚相近。

【應用實例】

1.腳氣浮腫、孕婦水腫、腎臟病及心臟病水腫、營養障礙性水腫：大鱧魚1條，去腸雜，留鱗洗淨，加冬瓜等量，同煮爛，加少量蔥白、大蒜，不加鹽，熟後喝湯吃魚，每日1次，連吃3~7天。

2.急慢性腎炎引起的水腫：新鮮鱧魚1條（約100~150克），去鱗及腸髒，與冬瓜（連皮）500克，赤小豆60克，蔥頭5個，用適量清水燒湯吃，不要加鹽。

3.肺結核：鱧魚1條，生薑3片，紅棗3枚同煮，每周服2~3次。

4.耳痛：鱧魚250克，鹹橄欖4個，豆腐500克，加水煮熟食用。

5.產婦、外科術後虛弱：鱧魚1條約250克，刮鱗去內臟後，加水和鹽少許，燉湯飲服。

6.痔瘡，每大便常有血：鱧魚250克，去內臟洗淨，切塊，和薑、蒜適量共燒，加鹽，味精，調味食之，連食5~7天。

【注意事項】

1.鱧魚性寒，脾胃虛寒者食時宜加薑、椒類調味和性。

2.民間常用鱧魚膽治療眼疾。

帶魚

【功效與應用】

帶魚又名鞭魚、海刀魚、牙帶魚、鱗刀魚等。其性溫，味甘。具有補血養肝、和中開胃、補虛、潤膚、祛風、殺蟲的作用。可用於脾胃虛弱、消化不良、肝炎、癭瘤、皮膚乾燥等症。現代研究顯示，帶魚富含蛋白質、脂肪，也含較多的鈣、磷、鐵、碘，以及維生素B_1、B_2、A等許多種營養成分。帶魚鱗含較多的卵磷脂，卵磷脂可以控制腦細胞的死亡，可使大腦「返老還童」，故常吃帶魚不去鱗，對老年人大有益處。此外，帶魚鱗的豐富油脂中還含有多種不飽和脂肪酸，它能增強皮膚表面細胞的活力，使皮膚細嫩、光潔，具有美容的效果。動物實驗證明，帶魚鱗油可使大白鼠膽固醇顯著降低；科研人員在實驗中還意外地發現，飼餵帶魚鱗乾油的大白鼠，其毛長得特別好，有人將此油用治頭髮枯黃的小孩，1個月後，孩子的頭髮完全變成黝黑。由於帶魚肥嫩少刺，易於消化吸收，更是老人、兒童、孕婦和病人的理想食品。

【應用實例】

1.遷延型肝炎、慢性肝炎：鮮帶魚1條（約250克），女貞子20克，先將鮮帶魚洗淨，去內臟及頭腮，切段蒸熟後，取上層的油與女貞子混合，加水再蒸，20分鐘後取汁服用，時時服食。或鮮帶魚蒸熟後，取其上層油食之。

2.脾胃虛寒、飲食減少、消化不良：帶魚500克，去鱗及內臟，切塊，先煮豆豉6克，調入生薑3片、陳皮3克、胡椒1.5克，沸後下魚，煮熟食用。

3.產後乳汁過少：鮮帶魚250克（去腸臟），生木瓜250克（削去綠色瓜皮，除去白色瓜核，切成條狀），加清水適量煎湯，飲湯食魚及木瓜，連食數日。

4.氣虛所致的脫肛、胃下垂、氣短、乏力：帶魚500克，炒枳殼9克，黃芪24克，水煎，去藥後食肉飲湯。

5.神經衰弱：帶魚500克，蒸熟去骨，加調料在鐵鍋內用小火炒成帶魚鬆。每次將帶魚鬆15克放入小米粥中拌勻，加油鹽少許服食。

【注意事項】

1.發疥動風病人忌食。

2.哮喘、中風、瘡瘍病人不宜多食。

3.帶魚以魚身銀白、全身發亮、魚鰓鮮紅、肉質肥厚爲上品。

4.帶魚不刮魚鱗燒煮吃，可以提高其藥用價値，可增強記憶力，增強皮膚表皮細胞活力，起到保健美容作用。

黃花魚

【功效與應用】

黃花魚又名石首魚、黃魚等。其性平，味甘、鹹。具有健脾開胃、益氣、塡精、壯陽、明目、安神等作用。可用於體虛納呆、陽痿早洩、少氣乏力、面黃羸瘦、目昏神倦、納食減少、久病體虛等症。黃花魚含蛋白質較高，並含脂肪、灰分、鈣、磷、鐵、硫胺素、核黃素、煙酸、碘等，其中磷、碘含量尤高。由於其味鮮美，可增進食欲。此外，黃花魚的白脬，可炒煉成膠，再焙黃如珠，稱魚鰾膠珠，具有大補眞元、調理氣血的功效，對消化性潰瘍、肺結核、腎結核、再生障礙性貧血、脈管炎等均有較好療效。

【應用實例】

1.眩暈、頭痛、肢體浮腫：黃花魚1條（約250克，去內臟，洗淨），茶葉3克，杏仁3克，煮熟食用，連食數日。

2.產後食欲不振、神疲乏力或脾虛下痢：黃花魚1條，約250克（去內臟，洗淨)，生蔥4根，生薑4片，共煮熟食用，連食數日。

3.體虛納呆、陽痿早泄：黃魚、海參同煮食用。

4.鼻、齒齦出血，出血性紫癜：黃魚鰾120克，放入鍋中，加水用慢火燉1日，時時攪拌，防止燒焦，待全部燒化，成膏凍狀，分作4日服用，1日2次，服時需加熱。

5.食管癌、胃癌：黃魚鰾若干，用香油炸酥，研細，每次服5克，用溫開水送服，1日3次。

【注意事項】

黃花魚多食易生痰助毒、發瘡助熱，故痰熱素盛、易發瘡瘍之人不宜多食。

銀魚

【功效與應用】

銀魚又名銀條魚、麵條魚、麵丈魚等。其性平，味甘。具有滋陰補腎、補虛健胃、益肺止咳、利水消積等作用。可用於脾胃虛弱、食欲不振、幼兒疳積、營養不良、腹脹水腫等症。現代研究顯示，銀魚含較高蛋白質和豐富的鈣、磷、鐵和多種維生素等，特別是經乾製後的銀魚含鈣量最高，超過其他一般魚類的含量，爲群魚之冠。近年已有資料證實，食用富鈣食品，能有效地預防大腸癌的發生。

銀魚的可食率爲100％，爲營養學家所確認的長壽食品之一，被譽爲「魚參」。清朝康熙年間，它與白蝦、梅鱭合稱爲「太湖三寶」，並列爲貢品。因此，常吃銀魚，既可防病治病，又可延年益壽。

【應用實例】

1.幼兒疳積：①銀魚乾炒雞蛋，適量服用。②銀魚50克，山楂15克，穀芽30克，煎湯服食，連食數日。

2.脾虛泄瀉、消化不良、營養不良、胃寒疼痛：銀魚120克，與蔥、薑煎湯，時時服用。

3.體虛消瘦：銀魚煨湯，適量常服。

4.產後體虛：銀魚加瘦肉同煨湯服用。

【注意事項】

銀魚爲開胃佳品，凡感風寒者，宜加蔥、薑同食爲佳。

鯧魚

【功效與應用】

鯧魚又稱平魚、銀鯧、白鯧等。中國江浙一帶又稱叉片魚。其性溫，味甘淡。具有益氣養血、補胃、充精、壯陽、利骨柔筋的作用。

可用於治療體虛精少、陽痿早洩、筋骨疼痛、足軟無力、消化不良、貧血、頭暈心悸、失眠健忘、四肢麻木等症。

【應用實例】

1.體虛精虧、陽痿早洩：鯧魚1條約250克，蠶繭殼10個，共煮，加味精、鹽調味，食魚飲湯，連飲數日至數週。

2.筋骨疼痛、足軟無力：鯧魚1條約250克，栗子肉10個，同煮，食魚吃栗飲湯，可常服。

3.脾虛泄瀉、消化不良、貧血：鯧魚肉120克，白芍、白術各9克，煎服，食魚飲湯，連食數日。

4.消化不良：鯧魚1條約250克，扁豆30克，加蔥、薑共煮，加鹽、味精調味，吃魚、豆，飲湯，可常服食。該湯加入香菇效果更佳。

5.筋骨酸痛、四肢麻木：鯧魚肉120克，伸筋草30克，當歸9克，煎服，食魚飲湯，連食5~7天。

【注意事項】

1.鯧魚子一般不吃。《本草拾遺》謂：「腹中子有毒，令人下痢。」

2.鯧魚含膽固醇量較高，高血脂症及冠心病、高血壓患者不宜食之過多。

3.鯧魚含糖量居諸魚之首，因此，糖尿病患者不宜過食。

烏賊魚

【功效與應用】

烏賊魚又稱烏鰂、纜魚、墨魚等。其性平，味鹹。具有健脾利水、養血滋陰、止血止帶、制酸、溫經通絡等作用。可用於水腫、胃痛返酸、貧血頭暈、濕痹、腳氣、痔瘡及婦女經閉等症。現代研究顯示烏賊魚含較多蛋白質和多膚類物質，還有一定量的碳水化合物、無機鹽、維生素、鈣、磷、鐵等。其中所含之多肽類物質和5—羥色胺有抗病毒、抗放射線作用。近來發現多食烏賊魚，對提高機體免疫力、防止骨質疏鬆、治療倦怠乏力和食欲不振等有一定的輔助作用。

【應用實例】

1.貧血頭暈、經閉：烏賊肉60克，鵪鶉蛋2個，共煮食，連食1~3週。

2.胃痛返酸：烏賊蛋5個，海螵蛸9克，同煮。

3.產婦乳汁少：烏賊魚250克，豬腳1隻，粳米60克，將鮮烏賊魚洗淨切片，豬腳去毛洗淨切塊，同入粳米加水適量，燉至米花粥稠，豬腳熟透，再加入薑、酒、鹽、味精調味，隨意服食，連服數日。

4.婦女經閉：烏賊魚120克，桃仁15克洗淨，置於鍋內，加生薑、蔥、食鹽、水適量，至烏賊魚熟透即可，連食3~5天。

5.急性腎炎所致水腫，肝病腹水：鮮墨魚1條（約重250克），洗淨，連皮冬瓜500克，赤小豆100克，加蔥不加鹽，再加水適量，燉熟爛服食，連食

3~5天。

【注意事項】

1.烏賊骨藥材名稱爲海螵蛸，含碳酸鈣，制酸作用較強。

2.烏賊蛋爲其纏卵腺，與烏賊骨一樣，均可入藥。李時珍稱烏賊爲血分藥，是婦女貧血、血虛經閉的佳珍。

鯊魚

【功效與應用】

鯊魚又稱鮫魚、鯌魚、溜魚、鮫鯊等。其性平，味甘、鹹。具有益氣補虛、消腫祛痰、補五臟的作用。可用於瘀血腫痛、五臟虛損、氣血不足所致虛勞諸症等。全美低等動物腫瘤登記處的研究資料顯示，鯊魚體內存在某種防癌物質。此外據有關研究報導，鯊魚還具有驚人的免疫力。

【應用實例】

1.血虛所致的臉色委黃、肌肉消瘦、貧血或產後血虛：鯊魚2斤，當歸30克，黃芪15克，共煮湯，熟後去藥，食肉飲湯。

2.促進傷口癒合：鯊魚肉120克，加糖、醋各適量，炒食，手術後時時食用。

3.外痔、瘀血腫痛、腹瀉：鯊魚肉120克，綠豆30克，共煮1小時，早晚空腹各1次。連服5~7天。

4.體弱者的調補：鯊魚去鰭、鱗及內臟，加鹽、蔥、薑、胡椒等煨熟食之。

5.夜盲症：鯊魚肝60克，蒼術15克，水煎服，連食1~3週。

6.婦女痛經：鱉魚胎焙黃，研末，用黃酒或米湯沖服，每次10克。

【注意事項】

1.食用鯊魚時，先用開水燙一下，除去怪味，然後刮沙或去皮，開膛去內臟，洗淨，再行烹飪。

2.鯊魚以體色新鮮、光澤反射良好、鰓孔粘液滑而透明無異味爲佳。

鱭魚

【功效與應用】

鱭魚又稱刀魚、子魚、江鱭、鳳尾魚、望魚等。其性平，味甘。具有補中益氣、活血、瀉火解毒、健脾開胃的作用。可用於體虛乏力、脾胃虛寒、中氣不足所致瘦弱無力、飲食不佳、腹脹、呃逆喘促等症。現代研究顯示，鱭魚含蛋白質、脂肪、碳水化合物、無機鹽及微量元素鋅、硒等。近年來藥理研究證明，鱭魚所含鋅、硒能使血中抗感染淋巴細胞增加，臨床上也證實了鰣魚有益於提高人體對化療的承受力。

【應用實例】

1.脾胃虛寒所致的食欲不振、消化不良：鰣魚500克，去鱗及內臟，生薑三片，胡椒粉1.5克，豆豉6克。先煎豆豉，水沸後下魚及其他，待魚熟後食用。

2.體弱之人的調補：鰣魚多少不論，去鱗及內臟，加入生薑、花椒、胡椒等調料，煮湯食用。

3.癰疽痔漏：鰣魚搗爛，加入冰片0.3克，外敷患處，每日塗1次，連用5~7天。

【注意事項】

1.鰣魚形狀狹長而薄，似刀形，小刺頻多，故食時要注意小刺鯁喉。

2.鰣魚有助火發疥之弊，痰濕盛者和患瘡疥之人不宜食用。

鰻鱺

【功效與應用】

鰻鱺又稱白鱔、青鱔、蛇魚、河鰻等。其性平，味甘。具有滋補強身、祛風濕、殺蟲的作用。可用於治療骨蒸癆熱、風濕痹痛、風疹、腸風、痔瘡、惡瘡、白癜風、腳氣等病症。現代研究顯示，鰻鱺富含蛋白質、脂肪、肉豆蔻酸、磷、鈣、鐵、煙酸以及維生素A、B_1、B_2、C等，故近來發現鰻鱺對慢性消耗性疾病，如肺結核、淋巴結核、慢性潰瘍等病的康復有很好的輔助治療作用，可作爲此類疾病的保健飲食。

【應用實例】

1.結核低熱、咳嗽日久：鰻鱺1條（重200~250克），貝母15克，百部10克，百合15克，茅根15克，用水煮服，1日2次，連食數週。

2.赤白帶下：鰻鱺1條（重200~250克），芡實15克，蓮肉15克，白果15克，當歸10克，用水煎煮，1日2次。

3.骨蒸癆熱、虛熱消瘦、五痔瘻瘡、陰户蟲癢、腸風下血：①鰻鱺250克，淡煮，連食數次至數週。② 治骨蒸癆熱，也可用鰻鱺1000克，洗淨，加黃酒三盞煮熟，加鹽、醋，分數次吃下，連食數劑。

4.夜盲症：鰻鱺300~350克，荸薺7個，燉服，每日1次，連服數週。

5.肺結核病人的保健飲食：將鰻鱺放水中煮2~3小時，鰻鱺油就浮在水面，取油冷凝後備用，每服半匙，日2次，食後服亦可。

6.男女虛勞體弱諸症：大鰻鱺不拘多少，水洗淨，蒸籠上鋪荷葉，將魚放上蒸半小時，取出，去頭、尾、骨，搗爛，加入炒熟山藥末，做丸如梧桐子大，曬乾，加薄荷，用瓷器盛放，勿走藥氣，每次服10~12克，每日2次，連服數周。

瘻

鱔魚

【功效與應用】

鱔魚又名黃鱔，長魚、鱓魚、䱇等。其性溫，味甘。具有補中益氣、補虛損、除風濕、強筋骨、止痔血的作用。可用於治療虛損咳嗽、消渴下痢、筋骨軟弱、風濕痹痛、化膿性中耳炎等。現代研究顯示，鱔魚蛋白質含量較高，鐵的含量比鯉魚、黃魚高一倍以上，並含有多種礦物質和維生素，尤其是微量元素和維生素A的含量更豐富，它能促進新陳代謝，使性欲旺盛，有壯陽生精的作用。此外據報導，鱔魚血可治臉部神經麻痹引起的口眼歪斜和瘡癬等症。鱔魚頭可止痢，治食積不消。鱔魚皮可治婦女乳核硬痛。鱔魚含有降血糖的成分，是糖尿病患者的理想膳食。

【應用實例】

1.體倦乏力，心悸氣短，頭暈眼花：黃鱔250克（去內臟、切斷），豬肉（瘦）100克，黃花15克，大棗10枚，共煮熟，去藥食用，連食數日。

2.虛勞咳嗽：鱔魚250克，冬蟲夏草3克，煮湯食用，連食數週。

3.足萎無力：鱔魚燉金針花，時時服食。

4.筋骨軟弱無力：鱔魚去內臟（約200克），黨參15克，當歸9克，牛蹄筋15克，共燉熟後，去藥調味食用。

5.幼兒疳積：鱔魚3條（切碎），香薷10克，燉服，連食數劑。

6.瘡日久不癒：鱔魚肉剁成肉泥，敷於患處，每2~3小時更換1次。

7.脫肛：鱔魚頭焙乾研粉，用黃酒調服，每日2~3次，每次5克，連服5~7日。

8.婦女乳房硬結疼痛：鱔魚皮曬乾燒灰，研末，飯前空腹以溫黃酒調服，每日3次，每次3克，10天爲一療程。

9.久痢虛弱、便帶膿血：紅糖10克（炒），鱔魚7條，將其活殺，然後除去內臟，洗淨焙乾，將其研成粉末，以糖拌和，然後溫水吞服，每日1次，5~7天爲1療程。

10.臉神經麻痺所致的口眼歪斜：將鱔魚活殺，取其鮮血，塗於臉頰，左斜塗右，右斜塗左，半小時後方可洗去，爲第一療程。3天後，以同樣方法進行，爲第二療程。對本病治療有一定療效。

【注意事項】

凡外感發燒、虛熱、以及腹部脹滿者不宜食用。《隨息居飲食譜》：「時病前後，瘧、痢、脹滿諸病，均大忌。」

泥鰍

【功效與應用】

泥鰍其性平，味甘。具有補益脾胃、暖中益氣、祛風利濕、清熱、壯陽的作用。可用於治療乏力、消渴、陽痿、幼兒盜汗、病毒性肝炎、痔瘡、慢性潰瘍久不癒合和手指、疥癬等症。現代研究顯示，泥鰍富含蛋白質，其含量比一般魚類、肉類要高，還含有一種廿碳戊稀酸的不飽和脂肪酸，是抵抗人體血管衰老的重要物質，據臨床觀察，泥鰍是治療肝病、膽囊疾病、糖尿病、泌尿系統疾病的較好食品。

【應用實例】

1.腎虛引起的陽痿：活泥鰍200克與等量的鮮活蝦，洗淨去雜，煮湯食用，加鹽調味，經常服用。

2.黃疸濕熱、小便不利：泥鰍燉豆腐食用。

3.急慢性肝炎：取活泥鰍數條，放清水中養1~2天，使其腸內容物排淨，然後用乾燥箱烘乾（溫度以100℃爲宜）研粉，每次10克，日服3次。

4.水腫：泥鰍150克，大蒜頭2個，大火燉熟，不加鹽，連吃幾次。

5.幼兒盜汗：泥鰍200克，熱水洗去粘液，剖腹去內臟，用油煎至金黃，加水1碗半，煮湯至半碗，用鹽調味，飲湯食魚，1日1次，連服3天。

【注意事項】

本品補而能清，諸病不忌。

甲魚

【功效與應用】

甲魚又稱鱉、團魚、元魚、水魚，俗稱王八。其性平，味甘。具有滋陰、補虛、止瀉截瘧、涼血、益腎、健骨、散結等作用。可用於陰虛、骨蒸、癆熱、瘰癘、久瘧、久痢、子宮下垂、崩漏帶下諸症。其中甲魚頭入藥，可補氣助陽，治療脫肛、子宮下垂、陰瘡等症。甲魚血爲滋陰退熱藥，主治虛勞潮熱，對肺結核有低熱的患者有較好療效。現代研究顯示，甲魚含豐富蛋白質，並含脂肪、無機鹽、硫胺素、核黃素、煙酸、維生素A等多種營養成分，易消化吸收，且產熱量高，可促進血液循環，抑制腫瘤細胞的生長，提高機體的免疫功能。現代藥理研究顯示，甲魚能抑制肝脾之結締組織增生，提高血漿蛋白水準，對肝脾腫大及肝炎合併貧血、血球蛋白倒置有較好的治療作用。

【應用實例】

1.十二指腸潰瘍：甲魚肉250克，置於1個豬肚內煮熟，吃肉喝湯，連吃7天。

2.肝腎陰虛所致的腰膝酸痛、遺精、頭背眼花：甲魚1隻，去腸臟及頭，枸杞子30克，山藥30克，女貞子15克，熟地15克，共煮熟後，去藥調味食之。

3.慢性腎炎：甲魚500克，大蒜100克，白糖、白酒適量，加水燉熟食用，連食數劑。

4.肝硬化腹水：甲魚1隻，大蒜10餘瓣，檳榔120克，用清水燉熟，去檳榔，加鹽調味食之，連食數隻，待腹水消退後，減檳榔至30克。

5.肺脾不足的咳嗽、納少，陰血不足的貧血，肝腎不足的脅痛（包括慢性支氣管炎、神經衰弱、慢性肝炎、肝硬化等）：甲魚1隻，山藥30克，枸杞子30克，將甲魚用熱水燙後，去內臟及頭，切塊，與淮山藥、枸杞子放入砂鍋內共燉，飲湯食肉，連服數劑。

6.陰虛所致的咳喘、低熱、盜汗：甲魚1隻（約500克），川貝母5克，雞清湯1000毫升，蔥、薑、花椒、料酒、鹽各適量。將甲魚宰殺，去頭及內臟，切塊，置於蒸盆內，加入貝母、鹽、料理酒、花椒、蔥、薑，蒸1小時許，趁熱服食，連食數劑。

7.婦女閉經：甲魚肉與豬肉（瘦）適量同煮食，連服數次。

8.腰膝酸軟、遺精、陽痿、早洩、手足無力、痔瘡、月經不調、白帶多：甲魚肉1000克，冬蟲夏草10克，紅棗20克，料理酒30克，鹽、蔥、薑、蒜頭各適量，加雞湯1000毫升，同蒸熟，味精調味，分數次食用，連食數劑。

9.脫肛：甲魚頭3個，豬大腸頭1個，燉湯服，連食數劑。

【注意事項】

1.脾胃陽虛、孕婦忌服，產後泄瀉、消化不良、失眠者不宜食用。

2.甲魚與烏龜齊名，後者以滋陰、補血、止血、健骨爲主，前者則清虛熱、通瘀結之功較佳。甲魚血還可治療骨結核。

海參

【功效與應用】

海參又名沙參、海黃瓜等。其性溫，味甘、鹹。具有補腎益精、養血潤燥、止血消炎、和胃止渴、養胎利產的作用。可用於精血虧損、虛弱勞怯、陽痿、夢遺、早洩、小便頻數、各種失血後之貧血等，還可用於催奶、外傷出血、腸燥便秘、肺結核、神經衰弱等。現代研究顯示，海參富含粗蛋白質、蛋白質、粘蛋白、糖蛋白、粗脂肪和脂肪、碳水化合物、氨基酸、鈣、磷、鐵、碘、維生素等營養成分，膽固醇的含量極微，幾乎爲零。其所含的軟骨素硫酸具有「駐顏」抗衰老的作用。所富含的碘是構成人體甲狀腺素必不可少的元素。現代藥理研究發現，海參中所含海參素爲一種抗黴劑，能抑制多種黴菌。粗製海參黴素溶液能抑制某些腫瘤；海參中提取的粘多糖經試驗能抑制癌細胞的生長和轉移；海參亦可提取結構類似皀角甙的毒素，對於中風所致的痙攣性麻痹有較好療效。近年來還發現，海參煮食可防止子宮頸癌放射治療的直腸反應。其同科動物黑乳參（烏圓參）對產後少乳及痛經有較好的治療作用。

【應用實例】

1.高血壓、血管硬化：水發海參30克，加冰糖適量，燉爛，每日早晨空腹服食，療程不限。

2.腎虛腰痛、記憶力減退：海參30克，豬腰60克（洗淨切片），胡桃肉15克煮湯，加調味料食之，連食數日至數週。

3.再生障礙性貧血：海參一個與雞蛋同煮服。

4.糖尿病：海參2個，雞蛋1個，豬胰1個煮服。

5.產後、病後體虛：海參適量，豬瘦肉適量，切片共煮湯，熟後加鹽調味，連食數次。

6.男子腎虛、陽痿、女子陰冷、夜尿頻多、冬季怕冷：海參30克，淡菜30克，羊肉120克（切片），煮湯，加鹽、酒、薑等調味食之，連食數週。

7.陰虛腸燥便秘：海參30克，豬大腸120克，木耳15克。將海參水發；豬大腸內壁用鹽搓洗，以去污濁之物，切段；木耳水發。三味共煮湯，加調味品，腸熟後飲湯食海參、大腸、木耳，連食數日。

【注意事項】

1.脾胃虛弱、痰多便泄之人，應少食或不食。

2.《本草求原》：「瀉痢遺滑之人忌之，宜配澀味而用。」

3.海參爲補養佳珍，除刺參外，梅花參、蛇目尼參、花刺參、綠刺參等功效相似，均可通用。

海蜇

【功效與應用】

海蜇又稱水母、石鏡、白皮子等。其性平，味鹹。具有清熱解毒、化痰軟堅、平肝祛風、除濕消痰、止咳潤腸的作用。可用於治療痰嗽、哮喘、大便燥結、白帶、關節腫痛、風寒濕痹、高血壓、潰瘍病、無名腫毒等症。現代研究顯示海蜇除含有較高蛋白質、微量脂肪、一定量糖、磷、鈣、鐵和多種維生素外，還含有膽鹼和豐富的碘。醫藥研究發現，海蜇頭原液中有類似乙酰膽鹼作用，能減弱心肌收縮力，降低血壓，擴張血管。據臨床報導，海蜇對各期高血壓均有療效，特別對早期高血壓療效更好，長期服用無毒副作用。

【應用實例】

1.高血壓：海蜇皮120克（漂洗乾淨），荸薺360克（洗淨，連皮用），加水1000毫升，煎至250毫升，空腹服湯，每次1小碗，每日2次，時時服食。

2.痰多久咳、慢性支氣管炎、支氣管擴張：海蜇80克（漂洗淨），白蘿蔔60克（洗淨，切絲），兩味加水3碗，煎至一半，飲湯分2次服完，連續服用2週。

3.陰虛痰熱、大便燥結：海蜇30克，荸薺60克，生地60克水煎，每日服湯3次，連食數日到數週。

4.胃潰瘍：海蜇皮（切碎）500克，大棗500克，紅糖250克，濃煎成膏，每次1湯匙，每日2次，連續服食。

5.頸淋巴結結核：陳海蜇皮、荸薺、芋艿各500克，將陳海蜇皮和荸薺切碎，加水煮爛，倒入去皮的芋艿泥中拌和，烘乾，每次3~6克，每日2~3次，溫開水沖服，連續服完。

6.幼兒積滯：荸薺與海蜇同煎，去蜇食薺飲湯。

【注意事項】

1.蜇皮以片大、完整、黃白色、無血絲、無泥沙、脆嫩者爲上品；蜇頭以肉杆完整均勻，色米黃有淡紅、光亮、松脆、無泥沙及夾雜物者爲上品。

2.脾胃虛弱者勿食。《本草求源》：「脾胃寒弱，勿食。」

3.食用海蜇應忌一切辛熱發物之品。

蝦

【功效與應用】

蝦又名「長鬚公」、「虎頭公」，別號「曲身小子」，其家族龐大，有龍蝦、對蝦、海蝦、白蝦、青蝦、毛蝦等。其性溫，味甘。具有補腎壯陽、通乳托毒、祛風痰的作用。可用於腎虛、陽痿、腰膝酸軟、倦怠無力以及婦女產後乳汁缺乏、小兒痲疹、水痘、皮膚潰瘍、瘡癰腫毒等症。現代研究顯示，蝦含蛋白質較高，並含脂肪、碳水化合物、鈣、磷、鐵、碘、維生素A、B_1、B_2、煙酸，還含有豐富的抗衰老的維生素E及碘等。蝦皮中含鈣量很高，據報導孕婦常吃蝦皮，可預防缺鈣抽搐症及胎兒缺鈣症等。

【應用實例】

1.腎陽虛衰、腰膝酸軟、陽痿：①九香蟲10克，蝦30克，兩味共煎湯，水沸1小時後取湯飲用，連服數週。②鮮大蝦，淬酒，燉服，每日早晚各食適量，連食數週；或以鮮對蝦適量，酒浸至死，炒食。

2.產後乳少：蝦仁90克，剁成蝦仁醬，加少量黃酒燉服，再飲豬蹄湯，日服3次，連用3天。

3.乳癰及其他瘡癰腫毒：對蝦肉30克，蒲公英30克，白芍10克，水煎服，連服5~7天。

4.風痰壅塞：連殼蝦250克，入蔥、薑、醬煮汁，先吃蝦後服汁，緊束肚腹，以探引取吐。

5.無乳及乳病：鮮蝦米500克，取淨肉搗爛，黃酒熱服，少時乳至，再用豬蹄湯飲之，1日幾次，其乳如泉湧，源源不絕。

6.各種癬：用鮮青蝦不拘量，將青蝦去皮搗爛成泥狀的青蝦膏，敷患處。

【注意事項】

1.痿瘡宿疾陰虛火旺者忌食。

2.對蝦與青蝦功能有別，對蝦以益氣開胃爲長，青蝦以通乳托毒爲長。

3.蝦有藥用價值，但容易致敏，有過敏性皮膚病、哮喘病者愼食用。

河蟹

【功效與應用】

河蟹又稱螃蟹、清水蟹、毛蟹等。其性寒，味鹹。具有益陰補髓、清熱散血、通經絡、解漆毒、續筋接骨、催產下胎和抗結核等功能。可用於跌打損傷、傷筋斷骨、瘀血腫疼、漆中毒、胎死腹中、胎盤殘留、臨產陣縮無力、胎兒遲遲不下及婦人產後兒枕痛等症。河蟹肌肉中含十餘種游離氨基酸，其中谷氨酸、甘氨酸、脯氨酸、組氨酸量較多；此外，鐵的含量特別高，比一般魚類高出5~10倍以上，具有較高的藥用價值。

【應用實例】

1.慢性咽炎、腎陰虛：鮮河蟹1隻，生地30克，加清水適量，文火煎成

1碗，去掉渣子喝湯。

2.產後血閉：河蟹30克，黃酒蒸熟，日服1次。

3.跌打骨折筋斷：螃蟹焙乾研末，每次9~12克，酒送服。

4.急性乳腺炎、胎死腹中、胎盤殘留：蟹爪尖40克，放於瓦上焙乾爲末，分數次用陳酒送服，每日1劑，連服數日

5.濕熱黃疸：蟹燒存性研末，酒和丸如梧桐子大，每服50丸，白湯送下，日服2次，連食5~7天。

6.毒蛇咬傷後潰瘍、慢性化膿性潰瘍、結核性瘻管等久不收口：蟹、蝮蛇、鹿角各500克，燒存性，研成極細末，黃酒或溫水送下，每次2~3克，每日2次。

7.水腫：全蟹和糯米煮粥食用，連食數日。

【注意事項】

1.脾胃虛寒，外邪未清者不宜食蟹。

2.古有蟹柿不可同食之說。

3.食蟹中毒者可以紫蘇葉30克、生薑250克煎汁溫服，或搗服生薑汁均有功效。

鮑魚

【功效與應用】

鮑魚又稱蝮魚、鏡面魚、將軍帽、耳貝、九孔鮑等，其性平，味甘。具有滋陰清熱、益精明目、養血柔肝、行痹通絡、調經通乳等功能。可用於陰虛內熱、骨蒸勞熱、肺虛咳嗽、婦女月經不調、崩露帶下、淋病、血精經閉等病症。近年來發現，鮑魚肉中含有鮑靈素Ⅰ和鮑靈素Ⅱ，有較強的抑制癌細胞生長的功能。

【應用實例】

1.癆瘵虛損：鮑魚肉煮食，雜入黃芪尤佳，連食數週。

2.肺癌、肺結核、陰虛煩熱：鮑魚乾20克（浸泡洗淨切片），蓮子30克（去皮去心），豬肉（瘦）100克（切片），加水慢火燉熟和鹽調味溫服，時時服食個

3.血枯經閉、乳汁不足：鮑魚2隻，蔥莖2根，共煮食，連食數日。

【注意事項】

1.《隨息居飲食譜》：「體堅難化，脾弱者飲汁爲宜。」

2.鮑魚殼名石決明，是眼科及高血壓病的常用要藥。

3.鮑魚以春末夏初捕取，其肉肥滿，鮮肉可用製成鮑魚乾供食

用，爲名貴珍肴。

螺螄

【功效與應用】

螺螄又名師螺、蝸螺等。其性寒，味甘。具有清熱利水、明目、止淋濁等功能。可用於治療黃疸、水腫、淋濁、消渴、目赤翳障、痔瘡、腫毒等病症。現代研究顯示，螺螄含有豐富的蛋白質和礦物質，近年來有文獻報導，螺獅中含有某種抗癌物質。

【應用實例】

1.黃疸、酒疸：小螺獅養去泥土，日日煮食飲汁。

2.急性中耳炎：螺螄養在盆內，用時取1個，用注射器吸螺螄水點入耳內，每日2次，連用4~5日。

3.黃疸吐血，病後身面俱黃，吐血成盆，諸藥不效：螺獅10個，水漂去泥，搗爛露一夜，清晨取清液飲服，連服2~3次。

4.瘡癢風腫：螺獅肉伴鹽少許，搗泥敷之。

【注意事項】

1.凡無風熱實邪者忌用，脾虛便溏、胃寒者宜少食。

2.螺螄多染泥沙，應先放清水中養1~2天，去淨泥沙，洗淨燒透。

蟶

【功效與應用】

蟶又稱蟶腸、青子、蟶子等。其性寒，味甘、鹹。具有滋陰清熱、除煩、止痢、利濕、通乳、清暑等功能。可用於治療產後虛損、煩熱口渴、中暑血痢、濕熱水腫、乳汁不足等症。蟶含蛋白質，量僅次於淡菜，含碘量較高，有營養強壯之功近人用蟶煮萬年青、菜乾治療放療、化療後的口乾煩熱有較好療效。

【應用實例】

1.產後虛損、乳汁不足：蟶肉250克，黃酒適量，蒸後煮湯服食，連食數日。

2.濕熱水腫：蟶乾100克，蒜頭梗30克，燉服，連食數日。

3.中暑血痢：蟶和刺瓜煮食。

4.化療、放療後口乾煩熱：蟶乾30克，乾菜30克，共煮食，連食3~7天。

【注意事項】

1.蟶其性寒，不宜生食，令人作瀉，脾胃虛寒之人不可多食。

2.蟶肉鮮美，可以鮮食，也可加工成蟶乾，均有藥用價值。

3.蟶含大量泥沙，食前宜水養洗淨。

淡菜

【功效與應用】

淡菜又名貽貝、殼菜、海紅、珠菜、紅蛤等。其性溫，味甘、鹹。具有補肝腎、益精血、消癭瘤、調經血、降血壓、止血、壯陽等功能。可用於治療虛勞羸瘦、精血衰少、眩暈、吐血、盜汗、陽痿、久痢、崩漏帶下等病症。現代研究顯示淡菜蛋白質含量特別高，其營養價值高於蝦、蟹、海參、干貝，有「海中雞蛋」之稱。淡菜富含碘，可作爲甲狀腺機能亢進的病人的保健食品。其所含的脂肪中不飽和脂肪酸較多，特別是廿碳四烯酸占16.6%，對於維持正常機體的生理功能很重要，能促進發育，對皮膚有保護作用，還有降低膽固醇作用。

【應用實例】

1.功能性子宮出血：淡菜30~60克，燉豬肉食。

2.頭暈及盜汗：淡菜（焙燥，研細粉）90克，陳皮（研細粉）60克，研和，蜂蜜爲丸，每服6克，1日3次。

3.高血壓，動脈硬化，冠心病：淡菜10克，芹菜30克，煮湯常喝。

4.陽痿、腎虛腰痛：淡菜50克，海狗腎1具，煎煮熟爛，1日服完，連食數劑。

5.婦女崩漏帶下：淡菜30~60克，與豬肉共煮，行經前服。

6.高血壓耳鳴，眩暈：淡菜15克（焙燥研細末），松花蛋1個，蘸淡菜末，每晚1次吃完，連吃5~7天。

7.小兒夜間盜汗，婦女久痢帶下，血結癥瘕：淡菜100克，洗淨後用薑汁、醬油、料理酒等調味料醃漬一下；糯米煮飯，水將乾時，加入淡菜至飯上，用小火燜熟，隨量取食，連食數日。

【注意事項】

1.濕熱者忌用，包括肝膽濕熱、膀胱濕熱和腸道濕熱。

2.淡菜爲中醫柔肝補腎的食療名菜，營養價值高，味鮮美，久服可見成效。

蛤蜊

【功效與應用】

蛤蜊又稱沙蛤、沙蜊、吹潮等。其性寒，味鹹。具有滋陰潤燥、利水消腫、軟堅散結、退黃止淋等功能。可用於陰虛消渴、乾咳、失眠、腰酸、尿少、水腫、崩漏、帶下、黃疸、痔瘡、淋巴結腫大和甲狀腺腫大等病症。現代研究顯示乾蛤蜊含碘量較高，對於青春期、妊娠期、強體力勞動者及乳母均宜食用。

【應用實例】

1.水腫、黃疸、崩漏、帶下、糖尿病：蛤蜊肉煮食。

2.肺結核潮熱、陰虛盜汗、顴紅：用蛤蜊肉、韭菜（韭黃更好）常做炒菜食用。

3.慢性氣管炎：蛤蜊粉10份、青黛1份，做成蜜丸，每次15克，早晚各服1次，連服數週。

4.畏寒怕冷、滋補身體：川芎10克，水煎去藥渣，放入胡蘿蔔和土豆適量，蛤蜊肉200克，同煮湯，加食鹽、香蔥、味精調味，分數次食用，連食數劑。

【注意事項】

1.陰虛體質和脾胃虛寒腹痛、瀉泄者忌用。

2.蛤蜊肉細嫩可食，但不宜久煮。

田螺

【功效與應用】

田螺又名黃螺。其性寒，味甘、鹹。具有清熱利水、消暑解渴、滋陰養肝的作用。可用於治療濕熱、黃疸、痔瘡、水腫、消渴、便血、目赤腫痛、療瘡腫毒、嬰兒濕疹等病症。現代研究顯示，田螺所含糖類、磷、鐵、鈣及維生素類的含量均高於蛋品，且高於黃鱔。

【應用實例】

1.傳染性黃膽型肝炎，早期肝硬化，膀胱濕熱引起的小便刺痛：田螺400~500克，清水漂養1~2天，去除螺肉污湯，雞骨草50~60克，將田螺硬殼的後部用煎刀剪掉，然後與雞骨草一起煮湯飲服，並食螺肉，一般服食3~5次即見效。

2.濕熱黃疸、小便不利、消渴病：大田螺10至20個，養於清水中，漂去泥，取出田螺肉，加半小杯黃酒拌和，再加水燉熟飲湯，每日1次。

3.慢性肝炎、手足浮腫：取大田螺10~15個，用清水漂養1~2天，勤換水，並滴入幾滴植物油，除去螺肉污穢之物，用針或竹籤挑出螺肉，剪去螺尾，然後加鹽、味精、蔥、薑、酒等調味料適量，拌好備用；取粳米60克，加適量水入鍋煮粥，至米粥沸騰時迅速加入調好備用的螺肉，螺肉燙熟，便可食用，時時服食。

4.痔瘡、中耳炎、外耳道癤：取田螺1個（經清水漂養2~3天），將蓋挑開，放冰片少許，稍待，即有水滲出。用此水塗痔核上，可治療痔瘡；用此水滴入耳內，可治療中耳炎、外耳道癤。

5.酒醉不醒：田螺加蔥、豉煮食，並飲汁。

【注意事項】

1.田螺性寒不易消化，過食容易令人腹痛泄瀉，故脾虛者忌食。

2.多食寒中，致腹痛泄瀉，解救之法可用木香磨酒解之。

紫菜

【功效與應用】

紫菜又名索菜、紫英、子菜等。其性寒，味甘、鹹。具有軟堅化痰、清熱利尿、補腎養心、止咳、降血壓的作用。可用於治療甲狀腺腫大、淋巴結核、慢性氣管炎、咳嗽、濕性腳氣、動脈硬化等病症。據文獻報導，紫菜對治療夜盲症和降低膽固醇也有一定作用，患肺膿腫吐臭痰患者，常嚼乾紫菜有顯著療效。民間還常用紫菜做婦女產後催乳劑。夏天多吃紫菜還有消暑熱、補身體的作用。近年來有人發現，紫菜中含有較豐富的膽鹼，它是神經細胞傳遞資訊不可缺少的化學物質，常吃紫菜可增強人的記憶力，對記憶力衰退有改善作用。此外紫菜還含有豐富的維生素A群、B群及維生素U，這些維生素能使人體的各種酶發揮有效作用，而這些酶又是人體進行新陳代謝的主要物質，故常吃紫菜，可以促進人體的新陳代謝。

【應用實例】

1.甲狀腺腫：紫菜、鵝掌菜各15克，夏枯草、黃芩各9克，水煎服，連食數週至3個月。

2.水腫、濕性腳氣：紫菜、車前子各15克，水煎服，連食數日至數週。

3.慢性支氣管炎、咳嗽：紫菜15克、牡蠣30克，遠志15克，水煎服，連食數週。

4.高血壓：紫菜15克，決明子15克，水煎服，時時服食。

5.睾丸腫疼、癭瘤、瘰癧：紫菜、海藻各15克，小茴香6克，水煎服，連食數週至數月。

【注意事項】

1.紫菜不宜多食，多食則腹脹。

2.地方性甲狀腺腫地區居民常食紫菜，有防治作用。

海帶

【功效與應用】

海帶又名海草、昆布等。其性寒，味鹹，無毒。具有清熱利水、軟堅化痰、消癭止血的作用。可用於治療瘦瘤結核、疝瘕、水腫、腳氣、腸風下血等病症。現代研究顯示海帶含有大量粗纖維和較多糖類，還含有多種有機物和碘、鈣、磷、鐵、鈷、氟等十多種礦物元素，含碘量高出一般食品。藥理研究證明，海帶中的褐藻酸鈉鹽，有預防白血病和骨痛病的作用，對動脈出血有止血作用，褐藻氨酸另有降壓作用。海帶的萃取物有抗癌作用。

【應用實例】

1.甲狀腺腫大：①海帶、海蒿子等量，製成水丸，日服3克，40天爲1療程。②海帶煮食，或海帶以糖醃食。③乾海帶研粉，每次3克，水沖服，1日3次。④海帶15克，海藻15克，紫菜15克，龍鬚菜15克，煎湯代茶飲。

2.慢性支氣管炎、咳喘：海帶500克，生薑45克，紅糖適量，加水煉成450毫升的濃液糖漿，每日3次，每次15毫升，10天爲一療程。

3.淋巴結腫：海帶500克，切碎，泡入1000毫升白酒中，浸1月後去渣，每日一酒盅，早晚分服。

4.皮膚濕毒瘙癢：海帶、綠豆、紅糖共煮成粥，時時服食。

5.睾丸腫痛：海帶15克，海藻15克，小茴香6克，煮湯，連服數日至數周。

【注意事項】

由於海帶性寒涼，脾胃虛寒者愼食。

牡蠣肉

【功效與應用】

牡蠣又名蠔子肉、蠣黃、海蠣子等。其性平，味甘、鹹。具有滋陰養血、斂陰潛陽、止汗澀精、軟堅化痰的作用。可用於治療心神不安、煩熱失眠、自汗、盜汗、遺精、淋濁等病症。現代研究顯示：牡蠣富含蛋白質、脂肪、肝糖和10種必需氨基酸、谷胱甘肽、維生素A、B_1、B_2、D、E等，這些成分都有營養皮膚的作用。另外，還含有碘以及銅、鋅、錳、鋇、磷、鈣等，其含鋅量高出其他食物，鋅對核酸和蛋白質代謝有益，有助於皮膚膠原、纖維細胞的形成，可使組織癒合，使皮膚細膩密實。此外，鋅還能促進兒童智育，故牡蠣有「益智海味」之稱。牡蠣中還含有牛磺酸，可促使膽固醇分解而有助於降脂減肥。現代藥理研究證明，從牡蠣中可分離出具有抗菌作用的物質，經體內外試驗，能抑制化膿性鏈球菌的生長。

【應用實例】

1.煩熱、盜汗、心神不寧：牡蠣肉15克，加水200毫升，煎湯，早晚2次，連食數日。

2.失眠：牡蠣肉20克，黃連3克，阿膠、白芍、炒棗仁、陳皮各9克，雞蛋黃1個（沖），煎服，連食3~5天。

3.丹毒、酒後煩熱、口渴：生牡蠣肉蘸薑醋食，連食數日。

4.皮膚癌：蠔豉（牡蠣肉曬乾）60克，玉竹30克（洗淨切碎），豬肉（瘦）1000克（切碎），加清水適量煮湯，用鹽調味佐膳，時時服用。

5.醉酒頭暈：牡蠣肉30克，雪菜10克，熬湯飲服。

【注意事項】

1.虛而有寒者忌用。

2.《本草求原》：「脾虛精滑忌。」

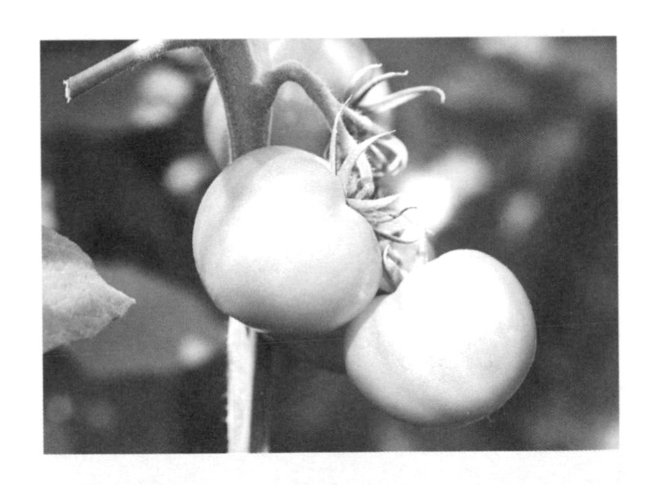

7 調味佐料

食鹽

【功效與應用】

食鹽性寒，味鹹。具有清熱涼血、解毒消腫、化痰通絡、湧吐的作用。可用於治療目赤腫痛、齒齦出血、牙痛、血痢不止、食物中毒所致的腹痛吐瀉、小便淋澀不通及各種瘡瘍腫毒、蛇蠍螫傷、諸蟲咬毒、痰涎壅滯經絡或蒙閉心竅所致的精神失常及酒肉過多傷食損胃等病症。

【應用實例】

1.牙齦腫痛、出血：食鹽3克，開水200毫升，融化待冷卻後，頻頻漱口或含口中，連用數日。

2.精神突然失常、嘻笑不止，霍亂腹痛噁心、不吐不瀉：食鹽10克，放入燒熱鍋中炒紅，取出放冷，研細，加水200毫升，或加生薑3片煎沸，待溫一次飲服，以手指或鵝翎探喉令吐，或加童便100毫升同服，效果更佳，若不吐，少頃可再取服探吐。

3.幼兒驚風，風氣腫毒，赤白下痢，陽氣虛脫，尿瀦留，二便不通：

食鹽炒熱，或炙積實，或炙豆豉，或和椒末調醋。熨敷臍，或敷臍下氣海，或敷足心，1日更換3~4次，連用3~5天。

4.血痢不止：用白鹽紙包燒研，調粥吃3~4次。

5.貪食、食多不消、心腹堅滿痛：鹽1升，水1升。上兩味煮令鹽消。分3服，當吐出食。

6.虛火上炎所致的齒痛、咽痛、心煩、失眠：食鹽1克放入1杯開水中，調勻，每日清晨飲1杯，經常服用。

7.蛇蠍螫傷，蟲咬傷及各種熱瘡：飽和鹽液，棉浸敷，或擦洗，或調凡士林塗。

8.燒傷：飽和鹽液和以等量人乳外敷。

9.習慣性便秘：每日早晨空腹喝鹽水1茶杯。

【注意事項】

1.咳嗽消渴之人不宜多食。

2.水腫病人忌服。

3.高血壓、腎臟病、心血管疾病多食鹽，易導致水鈉瀦留，致水鈉代謝紊亂，故宜適當限制食鹽攝入量，可用代鹽（氯化鉀）或無鹽鹽油代替食鹽以促進食欲。

4.夏天喝濃度爲0.5%的鹽水能預防中暑。

醬油

【功效與應用】

醬油性寒，味鹹。具有解熱除煩、解毒的作用。可用於治療暑熱煩滿、療瘡初起、妊娠尿血等病症。此外還能殺一切魚肉、蔬菜、藥物、蟲獸之毒，可治療食物、藥物中毒及湯火灼傷、蟲獸咬傷。

【應用實例】

1.魚肉、蔬菜、藥物中毒：醬油60克，加水適量，頓服。

2.暑熱煩滿：醬油30克，加水適量，飲服，日2次。

3.湯火灼傷、毒蟲獸咬傷、蜂螫傷：醬油適量、塗患處，乾後再塗。

4.療瘡初起、無名腫毒、蟲類咬傷：醬油、蜂蜜等份，混合，加溫，浸漬或塗抹患處，1日3~4次，連續數日，直至瘡平。

【注意事項】

多食醬油有生痰動氣之弊，故食時以酌量為宜。

白糖

【功效與應用】

白糖性微寒，味甘。具有潤肺生津、補中益氣、清熱燥濕之功效。可用於治療肺燥咳嗽、口乾燥渴、中虛脘痛、脾虛泄瀉，以及鹽滷中毒、腳氣、疥瘡、陰囊濕疹等病症。白糖含糖類99%以上，以葡萄糖和果糖爲主，此外還含有微量蛋白質、多種氨基酸、鈣、磷、鐵和多種維生素等，故食白糖能增加人體熱量。

【應用實例】

1.脾胃虛弱、胃脘疼痛，食魚蟹不舒，蒜、韭口臭，鹽滷中毒：濃白糖水200毫升頓服，可解食魚蟹不舒及蒜、韭口臭；頻服數次，可解鹽滷中毒；時時服用，可治脾胃虛弱、胃脘疼痛。

2.燥咳：白糖10~15克沖水喝，每日1~2次，連飲3~5天，可潤燥止咳。

3.幼兒遺尿：烏梅3克，蠶蛹20個，白糖適量，煮湯飲之，每日2次，連飲2~4週。

4.陰囊濕疹：白糖120克，水2000毫升，同煎沸後，趁熱薰患處；待水溫適度再洗患處，每日1~2次，連用3~4天。

【注意事項】

1.痰濕中滿、消渴患者不宜食。

2.老年人及高血壓、肥胖、動脈硬化、冠心病患者不宜多食，多食則留濕生痰。

3.白糖以色白、無雜質者爲質優。

紅糖

【功效與應用】

紅糖性溫，味甘。具有補中緩肝、和中散寒、活血祛瘀、調經、和胃降逆的作用。可用於治療脘腹冷痛、風寒感冒、婦人血虛、月經不調、痛經、產後惡露不盡、上氣喘嗽煩熱、食即吐逆等病症。現代研究顯示，紅糖營養價值優於白糖，其中鐵、鈣比白糖高出3倍，還含有錳、鋅、鉻等微量元素，所以紅糖更適用於產婦、兒童及貧血患者食用。紅糖作爲調料，還可增進人的食欲。

【應用實例】

1.上氣喘嗽煩熱、食即吐逆：紫砂糖、薑汁等份，相和，慢煮20沸，每次半匙。

2.婦人血虛，月經不調：紅糖100克，雞蛋2個，茶葉少許，於月經清利後服食。

3.腹部受寒疼痛、腹瀉：紅糖10克，黃酒50毫升，同煎至糖溶化，趁熱服盡。

4.氣血虛痛經：紅糖60克，生薑9克，加水煎湯頓服。

5.風寒感冒：紅糖30克，生薑15克，水3碗，煎煮成1碗濃湯，趁熱服用，服後以汗出爲度。

6.月經無定期：紅糖60克，月季花9克，加水煎煮成湯，加甜酒2匙飲用。

7.產後腹痛：山楂30克，紅糖30克，加水煎湯飲用，1日2次，連服3~7天。

8.胃脘脹痛、吐酸水、食欲不振：紅糖60克，芝麻30克，研成細末；生薑30克搗爛如泥，三者混勻，每次食6克，每日4~6次，開水沖服。

9.缺鐵性貧血：紅糖、大棗、紅豆各適量，煎湯常食。

【注意事項】

1.內熱者不宜多食紅糖，痰濕者忌食。

2.日常食用紅糖最好是煮成紅糖水吃，既可消毒，又可沈澱出雜質。

3.藥膳調味料用紅糖水有增加甜味、提高鮮味、降低鹹味、上色等作用，並可增進食欲。

冰糖

【功效與應用】

冰糖性平，味甘。具有補中益氣、和胃調肺、止咳化痰、養陰生津、止汗解毒等功能。可用於治療中氣不足、肺熱咳嗽、陰虛久咳、口燥咽乾、咽喉腫痛、幼兒盜汗、口瘡、風火牙痛等病症。藥膳調味料用冰糖能增加甜味、色澤，增進食欲。

【應用實例】

1.陰虛久咳：陳海蜇（洗去鹽味）拌冰糖蒸食，效果明顯。

2.幼兒盜汗：用木耳、紅棗各15克，冰糖適量，水煎服，每日1劑，分2~3次服。

3.慢性咽炎、喉炎：木蝴蝶3克剪碎，冰糖適量，開水沖泡10分鐘，代茶頻飲。

4.噤口痢、口渴：冰糖15克，烏梅1個，濃煎頻飲緩吞。

5.肺熱咳嗽，乾咳痰少：廣柑1個，冰糖15克。廣柑切下一小孔，裝冰糖於內，蓋上原皮，竹籤插下固定，置碗內蒸食。

6.高血壓：冰糖500克，醋500毫升，將冰糖放入醋中溶化服用，每日3次。

7.肺結核、支氣管擴張、低熱、咯血：冰糖50克，黃精30克（冷水泡發），用小火煎煮1小時。吃黃精、喝湯，1日2次，連飲1~2週。

8.風火牙痛：冰糖50克，濃煎頓服。再發再服。

【注意事項】

1.冰糖以色白、透明、質硬脆、塊大、無雜質者爲佳。

2.冰糖最爲滋補，因此在服用補藥、補品時使用冰糖比白砂糖、綿白糖爲佳，且性質比較平和，沒有赤砂糖助熱之弊，不易留濕、生痰、化熱。

醋

【功效與應用】

醋性溫，味酸、苦。具有散瘀止血、消食化積、消腫軟堅、解毒殺蟲的功能。可用於治療產後血暈、癥瘕、黃疸、黃汗、吐血、衄血、大便下血及癰疽瘡腫、陰部瘙癢、一切魚菜中毒等病症。藥膳調味料用醋可增加醋味香氣，消除腥氣，增進食欲，使胃酸增多，幫助消化，並能解藥、食之毒。

【應用實例】

1.膽道蛔蟲：醋30~60毫升，加少量開水1次溫服。

2.諸蟲咬傷、凍傷、手足癬或水火燙傷：用醋塗抹，乾則再塗，能止痛，防止起泡，傷癒無瘢痕作用。

3.鼻衄：用醋漬棉塞鼻中。

4.消化不良、食物中毒及萎縮性胃炎：好醋稀釋3~4倍，每次60毫升，每日3次，飯後服。

5.預防流行性感冒及流行性腦脊髓膜炎等呼吸道傳染病：醋用水稀釋1~2倍後，加熱蒸薰，密閉戶室，每次1小時，每日1次。

6.產婦血暈：好醋1碗，白石頭1塊，燒紅放入醋碗中，以所淬熱氣薰產婦鼻孔。

7.高血壓，神經性皮炎：雞蛋浸入醋中，至蛋殼變軟，蒸食雞蛋，每日食1~2個，經常服食。

8.子宮出血、久痢、休息痢：好醋120克，豆腐250克同煮熟，分2次空腹服，連食1~3週。

9.魚骨鯁喉：醋60克緩緩吞下，繼食大口蔬菜。

10.急慢性傳染性肝炎：米醋2斤，鮮豬骨1斤，紅、白糖各4兩，不加水，共煮沸30分鐘，濾取煎液。每次成人30~40毫升，幼兒（5~10歲）10~15毫升，每日3次，飯後服，1個月爲1療程，可服1~3個療程。

【注意事項】

1.脾胃濕困、痿痹、筋脈拘攣及外感病初起者忌食。

2.本品不宜多食，多食損人脾胃、肌肉、筋骨。

酒

【功效與應用】

酒性溫，味甘、苦、辛。具有通血脈、禦寒氣、行藥勢、破癥結、駐顏色的作用。可用於治療風寒痹痛、筋脈拘緊攣急、胸痹、心腹冷痛、寒濕泄瀉、小便清長、陰毒冷痛等病症。醫學研究認爲，適量飲酒有興奮作用，使大腦抑制功能減弱，血管擴張，血液迴圈加強，故有解除疲勞、興奮精神的作用。據報導，水果酒能保護心臟，啤酒中的樹脂有殺死葡萄球菌、抑制結核桿菌的作用，患有高血壓、心臟病、腸胃病、肺病、腳氣病、消化不良、神經衰弱的人，喝啤酒還有一定的輔助治療作用。

【應用實例】

1.產後單純性腹瀉：黃酒250毫升，煮沸後加紅糖200克，再煮2~3分鐘，待涼，頓服或分2次服（間隔3~4小時），服食1~3天。

2.勞動過度後的身痛疲倦，婦女痛經：乾山碴片250克，浸於60度的白酒500毫升內，1週後即可飲用，每日2次，每次10~20毫升，飲服2~3天，隔數日再服。

3.寒濕泄瀉，小便清長：頭燒酒飲之。

4.哺乳期乳汁不通：糯米酒釀1小碗，加入菊花葉搗爛絞汁半酒杯，煮開趁熱服食，連飲3~5天。

5.神經衰弱、心悸、氣短、疲倦、陽痿：白人參30克（切片），浸於60度白酒500毫升內，半個月後即可飲用，隨飲隨加白酒，每日晚餐時飲用10~30毫升。

6.乳頭皸裂：白酒、紅糖各適量，用文火燉開，以成膏狀爲度，敷乳頭，每日塗3~4次，直至癒合。

7.小面積燙傷燒傷：用敷料浸酒蓋於傷面上，或傷處浸於酒中，有止痛治傷作用，每日3~4次直至傷癒。

【注意事項】

1.酒性溫，多飲有害，凡陰虛、失血及濕熱甚者忌服酒類。鹽冷水和綠豆粉能解其毒。

2.孕婦不宜飲過量酒。

3.酒是世界上最古老的藥品之一，習慣上浸藥酒多用燒酒，將各種性質的中藥單味或複方放入酒中浸製，藉酒的辛溫行散、活血行氣之性，以增強藥力，便於藥力迅速到達全身經脈。

八角茴香

【功效與應用】

八角茴香又名大茴香、八角香等。其性溫，味辛、甘。具有溫陽散寒、理氣止痛、溫中健脾的功能。可用於治療胃脘寒痛、噁心嘔吐、腹中冷痛、寒疝腹痛、腹脹如鼓，以及腎陽虛衰、腰痛、陽痿、便秘等病症。藥理實驗顯示，本品其醇提取物有較好的消炎抑菌功效，對革蘭氏陽性細菌、革蘭氏陰性細菌，以及眞菌均有較強的抑制作用。茴香油具有刺激胃腸血管、增強血液循環的作用。

【應用實例】

1.小腸氣墜，胃痛嘔吐：八角茴香、小茴香各9克，乳香3克，水煎服，每日1劑，連服3~7天。

2.腰重脹痛，便秘，陽痿：八角茴香，炒爲末，食前酒服6克，或鹽湯送服，每日2次，連食1~3週。

3.疝氣墜痛，小便不利，膨脹：大小茴香末各30克，入豬尿脬中，放罐內，用酒煮爛，同搗爲丸，如梧桐子大，每服50丸，開水送服，每日2次，連服3~7天。

【注意事項】

1.陰虛火旺者不宜多服。

2.茴香有大茴香和小茴香之分，二者雖然形狀不一，但性味及藥用功效基本相同，大茴香多用於調味，以個大、色紅、油多濃香者爲上品。

花椒

【功效與應用】

花椒又名秦椒、蜀椒、巴椒、川椒、大椒等。其性溫，味辛。具有溫中健胃、散寒除濕、解毒殺蟲、理氣止痛的作用。可用於治療積食、停飲、呃逆、噫氣嘔吐、風寒濕邪所致的關節肌肉疼痛、脘腹冷痛、疝氣絞痛、泄瀉、痢疾、蛔蟲、蟯蟲、陰癢等病症；並能解魚、蟲之毒。現代實驗研究顯示，花椒的果皮中含有揮發油，具有局部麻醉和鎮痛作用，並有殺蟲作用，可作驅蛔劑，花椒對各種桿菌和球菌均有明顯的抑制作用。

【應用實例】

1.嘔逆、噫氣不止：川椒120克，炒研，麵糊爲丸，梧桐子大，每服10丸，醋湯下。

2.蛔蟲團所致腸梗阻急性腹痛：香油（麻油最佳）100毫升，放鍋內熬熱，投入花椒10克，炸焦後去花椒，待溫1次服下。

3.蟯蟲：①花椒15克，加水500毫升，文火煮40分鐘，過濾待溫，灌腸，每日1次，每次30毫升，連續4天。②花椒120克，加水4000毫升，煮沸後熏蒸肛門。

4.夏傷濕冷、泄瀉不止：川椒30克（慢火炒香熟爲度）；肉豆蔻（面裹、煨）15克，共研爲細末，粳米飯和丸黍米大。每服10粒，米湯送服。

5.心腹冷痛、蟲痛：花椒120克，炒出汗，酒1碗淋之，去椒飲酒。

6.百蟲入耳：花椒3克（研細末），好醋30毫升，浸3小時，取少許滴耳。

【注意事項】

1.陰虛火旺者忌服，孕婦愼用。

2.花椒既是應用很廣的調味食品，又是一味具有療病作用的藥品，本品以鮮紅、光豔、均勻、皮細、無雜質者爲上品。

胡椒

【功效與應用】

胡椒又名浮椒、玉椒等。其性溫，味辛。具有溫中下氣、燥濕消痰、解毒、和胃的作用。可用於治療脘腹冷痛、反胃嘔吐、宿食停積、寒濕泄瀉、寒滑冷痢、寒疝腹痛，以及痄腮、睾痛、食物中毒、瘡腫、毒蛇咬傷、犬咬傷等病症。現代研究顯示，胡椒所含胡椒鹼、胡椒脂鹼、揮發油等物質，內服可作驅風、健胃之劑，並有微弱的抗瘧作用，最近發現胡椒鹼還有抗驚厥作用，可用於治療癲癇。

【應用實例】

1.反胃嘔噦吐食，數日不定：胡椒末0.9克，生薑30克（微煨，切）。上兩藥，以水2大盞，煎取1盞，分3次溫服。

2.五臟風冷，冷氣心腹疼痛，嘔吐清水：胡椒酒服之，或胡椒粉煎水喝。

3.胃寒冷痛、嘔吐清水：① 白胡椒10粒，清酒呑服，再痛再服。② 胡椒6克，乳香3克，研末，黃酒送服或用胡椒3克，沒藥9克，研末，分2次黃酒送服。

4.赤白痢疾、霍亂吐瀉、食物中毒：胡椒3克，綠豆15克，共研細末，開水泡服，每日2次，連服3~10天。

5.宿食不消，冷氣上沖，虛脹冷積：胡椒研末，呑服1.5克，1日2次，連服3~5天。

6.腮腺腫痛，睾丸炎，蛇、犬咬傷：胡椒末水調敷局部，每日換1次，連用至腫消。

7.蛇咬腫痛，陰囊濕疹：胡椒適量，煎水洗患處，每日3~4次，連用3~7天。

【注意事項】

1.本品爲燥熱之品，不宜過食、久食，對於胃熱、陰虛有熱較重者尤不宜食用，以免助火傷身。綠豆能制胡椒偏性。

2.胡椒有黑、白之分，同屬一種果實，黑胡椒爲未成熟果實，沒有加工去皮的產物，而白胡椒是熟果採後水浸去除外皮後曬乾而成，其氣味峻烈，所以藥用以白者爲佳。

3.現代研究顯示：胡椒小劑量食用可增進食欲，大劑量食用則刺激胃粘膜，引起充血性炎症。

蜂蜜

【功效與應用】

蜂蜜別名有蜂糖、蜜糖、沙蜜等。其性平，味甘。具有補中潤燥、緩急止痛、降壓通便、解毒等作用。可用於治療中氣虧虛、肺燥咳嗽、風疹、胃痛口瘡、水火燙傷、高血壓、慢性便秘等病症。現代研究顯示，蜂蜜有提高人體抵抗力的作用，能使人精力充沛，調整脾胃功能，對胃炎、便秘、胃及十二指腸潰瘍有較好的治療作用，並能去腐生肌，加快創口癒合。此外，心臟病患者常食用可營養心肌。對神經衰弱和肝炎病人也有一定療效。其所含糖類和礦物質，又是貧血體弱、嬰幼兒及孕婦的滋補佳品。

【應用實例】

1.陰虛肺燥乾咳，久咳痰少，咽乾口燥，手足心熱：①大白梨一個挖去核（或用白蘿蔔1個挖空），蜂蜜30克放於梨內（或蘿蔔內），蒸熟食用，1日2個，連服數日。②蜂蜜15克，加香油適量，溫開水沖服，每日3次，連用數天。

2.胃炎：蜂蜜50克，蘿蔔1個（約100克，切碎），燉成膏，分2~3次服用，連食3~5天。

3.急性傳染性肝炎：用1%濃度的王漿蜂蜜，口服每次20毫升，日服2次，連服2月。

4.老人或婦女產後便秘：黑芝麻15克（搗爛），同蜂蜜、牛奶各30克調和，每晨空腹沖服，連服3~6週。

5.角膜潰瘍：5%濃度的蜂蜜水溶液滴眼，每日3~4次，每次2~4滴。

6.Ⅰ、Ⅱ度中小面積燒傷：取蜂蜜適量，塗布在燒傷創面，早期每日2~3次（或4~5次），成癡後可改爲每日1~2次即可。

7.動脈硬化，高血壓，慢性肝炎：制首烏、丹參各15克，水煎去渣取汁，調入蜂蜜15克，每日一劑。

【注意事項】

1.脾虛瀉泄及濕阻中焦所致的脘腹脹滿、苔厚膩者忌食。

2.因蜂和蜜的來源不同，有白蜜與黃蜜之分，以水果之花蜜、香甜純正、清潔無雜質、不發酵者爲佳。

3.不宜用蜂蜜餵食一歲以下嬰兒。

茶葉

【功效與應用】

茶葉別名爲茶、茗、荈、蔎等。其性涼，味苦、甘。具有生津止渴、清熱解毒、祛濕利尿、消食止瀉、清心提神等功效。可用於治療心煩口渴、熱毒下痢、血痢、食積痰滯、頭痛目昏，霍亂後煩躁臥不安、多睡善寐等病症。現代研究顯示，茶葉所含的咖啡因能興奮高級神經中樞，使人精神興奮，消除疲勞，但過量服用卻會引起失眠、心悸、頭痛等不適症狀。茶葉對末梢血管有直接擴張作用，能鬆弛平滑肌，對支氣管哮喘、膽絞痛有較好輔助治療作用；茶葉還能降低血清膽固醇濃度和固醇與磷脂的比值，減輕動脈粥樣硬化的程度。試驗證明茶葉對治療放射性損傷，保護造血功能，提高白細胞數量有一定的功效；茶葉的抑菌效價與中藥黃連不相上下，花茶、綠茶的抗菌能力大於紅茶；茶葉還有抑制腎小管再吸收的作用，因而有利尿之功。

【應用實例】

1.霍亂後煩躁臥不安：乾薑（炮爲末）6克，好茶末3克，以水1盞，先煎茶末令熱，即調乾薑末服之。

2.痢疾、赤痢、白痢：茶葉15克，濃煎湯，每日1劑，連飲5~7天，可治療痢疾。用甘草湯兑服，可治療赤痢；用生薑湯兑服，可治療白痢。

3.急性腸炎：茶葉15克、食鹽1克，水煎服，每日1劑，連飲2~3天。

4.熱毒下痢：好茶500克（炙），搗末，濃煎1~2盞服。久患痢者亦宜服之。

5.帶狀皰疹：老茶樹取葉研成細末，以濃茶汁調塗，每日2~3次。

6.暑熱泄瀉：綠濃茶水一杯（約200毫升），加醋少許服用，每日1~2次，連飲3~5天。

7.風寒頭痛、血虛頭痛：綠茶6克，川芎6克，紅糖適量，用清水1碗半煎至1碗，去渣飲服。連服3~5天。

【注意事項】

1.失眠者忌服，脾胃虛寒者應愼服。

2.服人參等滋補藥物時應禁飲茶。

3.茶葉中的鞣酸與鐵結合成不溶性的鹽類，所以用硫酸亞鐵等含鐵的藥物來治療缺鐵性貧血（小細胞性貧血）時，要禁忌飲茶。

4.茶樹通常種植三年以上即可採葉，以清明前後嫩葉初發時爲佳，以後採摘時間越遲品質越次。因加工工藝不同而有綠茶、紅茶之分，綠茶有清心神、滌熱、肅肺胃作用，紅茶有溫脾胃、暢中焦之功效。

芝麻

【功效與應用】

芝麻性平，味甘。具有補肝腎、潤五臟的作用。可用於治療肝腎精血不足所致的眩暈、鬚髮早白、脫髮、腰膝酸軟、步履艱難、五臟虛損、腸燥便秘等症。現代研究顯示，芝麻所含的脂肪中，大多爲不飽和脂肪酸，對老年人有重要意義，有「益壽延年」的作用。藥理研究顯示，黑芝麻提取物給大鼠口服，可降低血糖。

【應用實例】

1.肝腎不足，脫髮眼花，皮膚乾燥，大便閉堅：黑芝麻（炒）、桑葉（經霜者、去梗筋、曬枯）等分，爲末，以糯米飲搗丸。日服15克，勿間斷。

2.肝腎虛損所致的眩暈，頭髮早白：黑芝麻、枸杞子、何首烏各15克，杭菊花10克，水煎服，每日1劑。

3.肝腎不足所致的頭暈、眼花、便秘：黑芝麻、胡桃肉（搗爛）、桑椹子（研末）各等量，混合後用蜂蜜調勻，每日服3次，每次服二、三湯匙，空腹服下。

4.婦人乳少：黑芝麻炒研，入鹽少許食之。

5.補五臟，壯筋骨，益氣力，強身益壽：黑芝麻、粳米適量，煮粥，加糖食用，經常食用。

【注意事項】

1.脾虛便溏者勿服。

2.芝麻分黑芝麻和白芝麻兩種，黑芝麻常作藥用，白芝麻多作食用。

麻油

【功效與應用】

麻油又名香油、胡麻油。其性涼，味甘。具有調味、潤腸通便、解毒生肌的作用。可用於治療腸燥便秘、癰疽腫毒、食積、皮膚皸裂；可治療百蟲、砒霜、河豚諸毒及急性喉痹等症。近來臨床報導，可治鼻炎。

【應用實例】

1.幼兒初生大小便不通：眞香油30克，芒硝1~2克，同煎沸後放冷，徐徐灌入口中，嚥下即通。

2.漏胎、血乾澀之難產：麻油15克，蜂蜜30克，同煎數十沸，溫服。

3.百蟲、砒霜、河豚諸毒：生胡麻油1碗灌服，吐出毒物。

4.急性喉痹：生麻油適量，急灌之。

5.癰疽發背初起：麻油500克，醋2碗，先煎麻油20沸，加入醋調勻待溫，分5次服，1日服盡。

【注意事項】

1.脾虛泄瀉者忌服。

2.麻油以氣香、透明者爲佳。藥膳調味料用麻油，主要起傳熱、增香作用，多用於冷盤，涼拌淋上明油。

菜油

【功效與應用】

菜油又名油菜子油、菜子油等。其性溫，味辛。具有調味、清熱、解毒、通便等作用，可用於治療便秘、癰疽腫毒、湯火傷等病症。現代研究顯示，菜油含多數不飽和脂肪酸，對患有心臟病、高血壓、高血脂者宜用。近代臨床還用於治療腸梗阻。

【應用實例】

1.腸梗阻：菜油50~250克，按年齡大小，1次或2次服下。並同時配合必要的輔助療法。本法對蛔蟲性及食物性腸梗阻效果較佳。

2.無名腫毒，跌打損傷：油菜子油清液，適量，外塗患處，1日3~4次，連用數日。

【注意事項】

1.口服嘔吐者不宜用。

2.凡目疾、瘡瘍、產婦等忌用。

花生油

【功效與應用】

花生油又名落花生油。其性平，味甘。具有補中潤燥、滑腸下積的作用。可用於治療食少乏力、乳少、肺熱燥咳、蛔蟲性腸梗阻、胃痛、胃酸過多、胃及十二指腸潰瘍等病症。現代研究顯示，花生油含有多種脂肪酸的甘油脂，並發現，大鼠每日皮下注射1次花生油（用量爲0.05毫克/100克），連續3日，則其甲狀腺腫大減輕，甲狀腺攝碘率增高。

【應用實例】

1.胃痛，胃酸過多，胃及十二指腸潰瘍：每日晨沖服花生油2~4匙，半小時後始可飲食，連服一周見效。

2.蛔蟲性腸梗阻、大便秘結、乳少：花生油加熱，待溫，口服或經胃管注人，每日1次，每次30~60毫升，可用1~5天。

【注意事項】

服後有嚴重嘔吐現象者，不宜內服。

生薑

【功效與應用】

生薑簡稱爲薑。味辛，性溫。有發表散寒、溫肺止咳、溫胃止嘔、解毒止瀉、調味等功效。可用於風寒感冒、嘔吐泄瀉、痰飲喘咳等病症，並可用於半夏、天南星、魚蟹、禽獸肉等藥物和食物中毒。生薑是一味常用的食療佳品，民間有「冬吃蘿蔔夏吃薑，不用醫生開藥方」和「冬有生薑不怕風霜」之說。實驗研究發現，生薑對胃酸、胃液呈雙向調節作用，先抑制後興奮；所含薑油酚、薑烯酮有止吐作用；薑可使腸道張力、節律及蠕動增加，制止因脹氣所致腸絞痛；對大腦皮質、心臟、延髓的呼吸中樞和血管運動中樞均有興奮作用；外用對癬菌、陰道滴蟲有抑制或殺滅作用。

【應用實例】

1.風寒感冒：生薑5片，蔥白5根，紅糖適量，水煎溫服。或生薑6克，紫蘇葉30克，水煎頓服。

2.受寒胃痛、胃寒嘔吐、腹痛、痛經：生薑、橘皮各12克，紅糖適量，水煎服。治胃痛也可用生薑10克，胡椒10粒，紅糖適量，水煎服，此方尤宜用於腹痛、痛經

3.寒痰喘咳、胃寒嘔血：① 生薑30克，飴糖30克，水3碗，煎取1碗，待溫，緩緩飲服，連服3~5天。② 若治勞嗽，可用生薑、蜂蜜各1000克，共煎成膏，早晚各服2匙；此方亦可治蛔蟲性腸梗阻，日服30~60毫升。

4.寒濕腹瀉、噁心厭食：鮮生薑6克，紅棗5枚，胡桃肉10克，粳米40克，煮粥食，連食數次。

5.急性細菌性痢疾：可用生薑50克，紅糖30克，共搗糊狀，每日分3次服，連續服7天。

6.藥物、食物中毒：① 用於生半夏、生南星、生烏頭、生野芋、鬧羊花等中毒，取生薑洗淨切片煎服，或搗爛取汁，加少許溫開水滴鼻，每次2~3滴。② 用治魚蟹、禽獸肉等食物中毒，生薑、蘇葉各30克，水煎服，即可緩解中毒症狀。

7.外用：① 治斑禿、蟲蛇咬傷、急性睾丸炎、跌打損傷等，可用生薑搗爛外敷。② 治凍瘡，可用生薑配辣椒、白蘿蔔煎洗患處。

【注意事項】

不可久服、多服，若食用過量，生熱損陰，可致口乾、喉痛、便秘等症。陰虛內熱、血熱妄引者及痔瘡患者均忌服。

附篇 保健與美容

一、增壽

人到老年，各種組織的功能日益減退，爲了達到預防疾病、益壽延年的目的，除了注意加強運動鍛鍊、勞逸適度、保持心情開朗豁達之外，均衡安排飲食對老年人保健尤爲重要。

〔增壽飲食原則〕

（一）增加優質蛋白質的攝入量

科學研究顯示，儘管老年人整體消耗能量相應減少，但對蛋白質的需要量仍與一般成人相同，不應該隨年齡增長而減少攝入量。一旦發生蛋白質嚴重缺乏，身體的各種免疫功能就會減退，同時誘發一些嚴重影響器官組織的疾病，加速衰老過程。因此，老年人應補充一些易於消化的蛋白質豐富的食物。如每天進食2~3兩瘦肉，2個雞蛋，喝一杯牛奶或豆漿等，還可進食魚類、雞類。

（二）供給適量的維生素和微量元素

新鮮蔬菜、水果中所富含的維生素C可預防老年性慢性支氣管炎。牛奶、豆製品和捲心菜所含的維生素B_6可預防腦血栓。蛋黃、油菜、莧菜、蕃茄、胡蘿蔔等所含的維生素A可預防治療老年性哮喘。

牛奶、奶酪、深綠色蔬菜、芝麻、豆子、杏仁中所含的微量元素鈣在肌體中有多方面用途。尤其在骨骼、牙齒的組建及硬度的維持上發揮非常重要的作用。充足的鈣可防止老年性骨質疏鬆症的發生。當然，補鈣過量也會導致心臟損害。

微量元素中的鋅、錳對老年人的健康也非常重要。老年人補鋅可增強免疫力，對「老慢氣」、褥瘡患者有明顯的改善作用。富含鋅的食物有魚類、牡蠣、瘦肉、動物肝臟、雞、豆類、核桃、花生、栗子等，蘋果汁補鋅療效最佳。老年人缺錳是造成骨質疏鬆的原因之一，小麥、稻米中含錳較高，故老年人應吃些粗糧。一些堅果類食品和扁豆、大豆、蘿蔔纓、大白菜中也含較多的錳，茶葉中含錳更爲豐富，可供老年人選擇食用。

此外，以上維生素和微量元素的適當供給，應以食補爲佳，因爲藥補如掌握不當，反而導致中毒反應。

（三）適當節食有利健康

據近幾年國內外調查研究顯示，90歲以上的老人中有77%以上有節食的飲食習慣。這是一種透過限制熱能來減慢衰老的方法。

進入老年期，人體消耗能量相對減少，此時如進食有增無減，長期處於過飽狀態，就會導致消化功能紊亂、肥胖症、膽石症、糖尿病等疾病。現代科學研究發現，胃腸經常保持輕度饑餓狀態，將對大腦、內分泌、免疫系統產生良好刺激作用，使肌體增加抗病能力，達到延年益壽的目的。鑑於老年人對蛋白質、維生素、微量元素等營養物質的需要，故飲食上應該在營養充足的基礎上適當限食。

對於輕度肥胖的老人，主要限制食物中的糖類，減少熱能攝入，少吃或不吃糖果、糕點、啤酒等，多吃新鮮蔬菜，多活動。

對於中度以上肥胖的老人，控制飲食應嚴格，但應注意每日食物中蛋白質不少於每公斤體重1克，如每天吃一個雞蛋、少許瘦肉、半斤牛奶。爲了減肥，每天應多喝些白開水或清茶，但切忌喝酒。一些湯類如白菜細粉豆腐湯、紫菜湯、餛飩湯等均有助於限食期間補充足量的水分，以滿足肌體的需要。

總之，老年人的食品應具備「四低一高」的特點，即低糖、低鹽、低脂肪、低膽固醇和高蛋白。這一點對肥胖老人尤爲適宜。

〔增壽藥膳食譜〕

高湯蛋白香菇

【配料】香菇100克，雞蛋4個，鮮高湯適量，麵粉適量，紫菜、米醋、食鹽、味精、蔥薑汁各少許，雞腱肉兩條。

【製作】取3個雞蛋打破，雞蛋黃和蛋清分別放置；雞腱肉刮去筋膜；剁成泥狀與蛋清一起攪拌均勻。另一個雞蛋亦取蛋清打成蛋清糊，把發好香菇去水分，加食鹽、味精少許調好味，粘麵粉和上述兩種蛋清糊，備用。足量清水燒至八分開時，將粘有麵粘和蛋清糊的香菇放入湯勺內汆熟，撈出入冷水過涼暫置一旁。湯勺刷淨後加高湯燒開去浮沫，加食鹽、米醋、蔥薑汁、味精各少許，調成鹹鮮口味，隨即放香菇及切成像眼片紫菜燒開，即可食用。此菜湯清味鮮香、色白質嫩，悅目可口，可常食之。

【效用】香菇味甘、性平。補氣強身、益胃助食。久食香菇不僅有駐顏和益壽的妙處，還能提高人體的抗癌能力。

花菇燒肉片

【配料】花菇150克，豬肉片100克，白油適量，蛋清一個，白糖、食鹽、蔥薑、香油、醋、味精各少許，太白粉適量。

【製作】把水發好的花菇菌柄切成寸段，蔥切成豆瓣片，薑切成米粒狀。選取豬臀尖部的肉切成薄片，以糊和蛋清均勻上漿待用。炒鍋注入白油，以溫油滑炒肉片，撈出瀝油；取小碗加食鹽、醋、白糖、高湯、味精、太白粉調兌成汁。此時炒鍋放少許原油，倒進花菇段翻炒幾下即可放肉片，再放碗汁快速烹炒，淋少許香油，翻勺裝置即可。

【效用】此菜與上譜可以相互調換。長久服食，可以延年益壽，青春常駐。花菇爲山珍中一種，和香菇一樣含有多種人體所必須的氨基酸，不僅味道鮮美而且功效頗多，乃是一種食療佳品。

蔥燒海參

【配料】海參150克，蔥白50克，南瓜子50克，素油40克，食鹽、味精、料理酒、胡椒粉、太白粉各少許。

【製作】把海參去胃腸洗淨切成寸段，蔥白剖開去內芯，亦切成寸段。先把海參過油，留一點底油放入蔥段，煸出蔥油，再加海參和食鹽、料理酒、味精、胡椒粉翻炒，用太白粉勾芡；另取南瓜子加適量清水煎出汁，去殘渣留汁與適量太白粉製成勾芡汁，勾芡即可。

【效用】具有滋陰補血、強陽益氣的作用，常服可抗衰老。

蓮子八寶飯

【配料】蓮子100克，糯米300克，山楂糕、果脯、青梅、青紅絲、蜂蜜、白糖、太白粉各少許。

【製作】把糯米洗淨後，加適量清水煮至七、八分熟時撈出；乾蓮子用水發好並煮熟撈出，取一磁碗拌少許蜂蜜，中間放入京糕塊（或條），外加青梅，再加蓮子和果脯，盛上糯米和青紅絲少許，蒸熟，取出倒扣在盤上；另用太白粉水和白糖勾芡澆在米飯上即可。

【效用】補脾養心、益腎抗衰，常服食可養顏益壽。

冰糖芡實粥

【配料】芡實200克，冰糖100克，粳米100克。

【製作】芡實和粳米分別洗淨，一同放入大砂鍋內加入足量的清水。燒開後去浮沫加入冰糖，再以慢火熬煮至熟爛後即可食用。另外，冰糖亦可用同量的蜂蜜替代。

【效用】益精氣，強志，可使耳聰目明。久服輕身不饑，耐老且駐顏。

龍眼粥

【配料】龍眼肉30克，粳米50克，蜂蜜適量。

【製作】先把粳米洗淨加水煮開，將熟時加入龍眼肉，再煮沸數次後，再加蜂蜜適量可食之。

【效用】久服可養心血，輕身不老。

鮮藕粥

【配料】粳米40克，鮮藕50克，白糖適量。

【製作】先把粳米淘洗淨加水煮粥，鮮藕洗淨後切成薄片，熟後加白糖適量即可（亦可用藕粉替代鮮藕煮粥）。

【效用】健脾開胃、止瀉固精。久服能減肥長壽。

何首烏酒

【配料】何首烏60克，白酒500克。

【製作】將何首烏切碎，浸泡於白酒之中，裝瓶密封保存，每日搖動數次，使何首烏碎末在酒中翻滾均勻，10日後即可開封飲用。每日服用1~2次，每次限量10~15毫升。

【效用】益氣血，烏髮悅容。久服可長骨益精、延年不老。

青春不老方

【配料】生薑500克，大棗250克，甘草150克，食鹽100克，丁香和沈香各25克，茴香200克。

【製作】將生薑、大棗等上述各藥搗成粗末狀，混和均勻裝壇備用。每天清晨取出一勺（約10克左右），用開水泡服，當茶飲用。

【效用】以上各藥均入脾胃經，而脾主肌肉，脾強則肌肉潤澤，氣血充盈，青春常在。此方占人甚爲重視，因其有調氣血，滋皮膚，保青春之功效，長飲可長壽不老。

薑乳蒸餅

【配料】鮮生薑500克，麵粉100克。

【製作】取鮮生薑（不可子薑）搗碎，絞取薑汁，盛入瓷碗內，靜置一會兒後，澄去上層清液，取下層白濃漿液，置陰處晾乾，刮其粉即是薑乳。取適量的薑乳與麵粉加適量清水和成麵團，製成小餅蒸熟後，空腹時食兩張小餅，長期服食可有奇效。

【效用】溫養脾胃。長久服食可美容不老。

二、減肥

肥胖是由於機體生化、生理機能的改變，導致脂肪組織超量蓄積，在除了水腫、鈉瀦留、肌肉發達等情況下，一般體重超過成人正常標準的10%即爲過重，超過20%即爲肥胖。測量器測定體內總脂，30歲時男性超過體重的25％，女性超過30~35％即為肥胖病。肥胖者大都表現為畏熱多汗，易感疲乏，頭暈目眩，胸悶心悸，呼吸短促，甚至動則氣喘、汗出；極度肥胖者往往出現嗜睡、缺氧等。此外，下肢浮腫、關節炎、靜脈曲張、高血壓、動脈硬化、冠心病等也是肥胖者常見的病症。肥胖病人發病率高，危害性大，減肥不僅僅是為了追求美，更重要的是為保持身體健康。對肥胖進行積極防治，無疑有著重要意義。

肥胖的成因較複雜，與遺傳、代謝、內分泌及飲食習慣等因素有關。均衡的飲食搭配，組成均衡的營養結構是減肥健美的捷徑之一。

〔減肥飲食原則〕

（一）攝取適當的熱量，適當用餐，不過量飲食。

（二）膳食結構要均衡。採取混合進食法或均衡進食法，不偏食。

（三）控制脂肪和糖的攝入量。孕婦更應注意，營養過度會致自身和胎兒肥胖。

〔減肥藥膳食譜〕

荷藕炒豆芽

【配料】荷葉200克，水發蓮子50克，綠豆芽150克，藕100克，素花生油適量，食鹽、味精、太白粉各少許。

【製作】取蓮子、荷葉加清水適量，文火煎湯後暫置一旁備用。鮮藕切成細絲用素油煸炒至七分熟，再加入煮透的蓮子和洗淨的綠豆芽，再將先煎出的湯淋上，加適量的食鹽、味精，用太白粉水勾芡盛出裝盤即可食用。

【效用】常食之可以健脾利濕，消腫輕身。

禁忌：炒菜時不可加醬油。

苜蒿炒蘿蔔

【配料】苜蒿100克，白蘿蔔200克，花生油、食油、食鹽、味精、太白粉各適量。

【製作】把苜蒿、白蘿蔔分別切成細條後，將花生油放入炒鍋內。待油熱後再放白蘿蔔絲炒至七分熟時加入苜蒿。快熟時加食鹽、味精調味，以太白粉水勾芡盛出裝盤即可。

【效用】降氣化痰，健脾胃助消化。常食可消腫輕身。

麻辣羊肉蔥頭

【配料】羊肉200克，蔥頭100克，薑絲10克，花椒、辣椒各5克，食鹽、味精、醋、料理酒各少許，花生油50克。

【製作】把羊肉、蔥頭分別切成細絲備用，炒鍋內放花生油，燒熱後即放花椒、辣椒，炸焦後撈出，加入醋少許，再放入羊肉絲、蔥頭絲、薑絲煸炒，再加食油、味精、料理酒等調味料，翻炒幾下後待熟透出汁即可。

【效用】具有溫陽化濕，祛痰利水的作用，久食可以輕身。

鮮拌萵筍

【配料】萵筍250克，食鹽、料理酒各適量，味精少許。

【製作】將萵筍剝皮洗淨，切成細絲，加入食鹽適量，攪拌均勻後去汁，再把調味料放入拌勻即可。

【效用】具有健脾利尿的作用，可消腫減肥。

青鴨羹

【配料】青頭鴨一隻，蘋果一個，赤小豆250克，食鹽、薑、蔥各適量。

【製作】把青頭鴨宰殺並去毛除內臟洗淨後備用；赤小豆洗淨裝入青頭鴨腹內，然後用竹籤固定切口，連同蘋果一起放入砂鍋內加適量清水，放蔥、薑用文火燉至熟爛時，再加入少許食鹽調味即成。

【效用】具有健脾開胃、利尿消腫的作用。可用於濕盛之肥胖者。

參芪雞絲冬瓜湯

【配料】雞胸肉200克，黨參、黃芪各3克，冬瓜200克，清水500克，食鹽、黃酒、味精各適量。

【製作】先將雞胸肉切成絲，連同黨參、黃芪一起放入砂鍋內加清水，用小火燉至八分熟，再加入切好的冬瓜片，略煮後加少許食鹽，適量黃酒。待冬瓜熟透再加味精即成。

【效用】有健脾補氣、輕身減肥之效，可用於疲乏無力的肥胖者。

茯苓餅

【配料】茯苓粉、米粉按等量各取一份，白糖、素油各適量。

【製作】將茯苓粉、米粉、白糖與適量的清水調成糊狀。在微火上的平底鍋內放入少放許素油，油熱後攤放此麵糊，煎烙成薄餅即成。

【效用】能益胃補氣，健脾消腫，益壽輕身，可用於脾胃虛弱的肥胖者。

減肥飲

【配料】荷葉1張，生山楂、生薏苡仁各10克，橘皮5克。

【製作】將荷葉一張切成細絲，與生山楂、薏苡仁、橘皮混合，放入熱水杯中用沸水沖泡後代茶飲用。可在一日內連服連泡，連續飲用百日之後對肥胖者有顯著的效果。

【效用】本方透過健脾除濕而達到減肥。

山楂荷葉茶

【配料】山楂15克，荷葉（乾品）10克。

【製作】將山楂與荷葉共研爲粗末，加水煎3次，取汁濃縮，代茶飲之。

【效用】山楂有降低膽固醇的作用；荷葉有消腫降脂和擴張血管

的作用。二者合用適用於單純性肥胖症，且還能降壓消脂。

冬瓜粥

【配料】冬瓜80~100克，粳米100克。

【製作】選用新鮮冬瓜，把冬瓜刮去青皮後洗淨，切成小片；粳米淘洗後和冬瓜一起放入砂鍋中加清水共同煮成稀粥。每日分早晚兩次食用（吃時不可放鹽）。

【效用】冬瓜可清熱利水生津。做粥常食具有消腫輕身之效。

荷葉粥

【配料】鮮荷葉一張，粳米100克，白糖少許。

【製作】取鮮荷葉1張洗淨加適量清水煎湯後去殘渣，再加入洗淨後的粳米一同煮成粥即可；亦可加入少許白糖。

【效用】荷葉，味苦性平，輔於米中可以助於脾胃而升陽氣。不僅能輕身，還能消暑。

赤小豆粥

【配料】赤小豆25克，粳米100克。

【製作】將赤小豆浸泡半日，淘去豆中雜質，與洗淨的粳米一同放鍋中，以小火煮煨至熟即可。

【效用】赤小豆可清熱利水、散血消腫。故常服此粥對濕熱久蓄的肥胖腫脹有一定效益。

薏米粥

【配料】薏苡仁30克，白糖適量。

【製作】將薏苡仁洗淨，置於砂鍋內加適量清水，先用武火燒沸後用文火煨熬，待薏苡仁熟爛後，加入白糖即成。

【效用】薏苡仁有補脾和胃、利濕止泄的作用。對於有水濕腫滿、脾虛不運等症的肥胖者可產生較好的效果。

鯉魚湯

【配料】鮮鯉魚1000克，川椒15克，蓽茇5克，生薑、香菜、料理酒、蔥、味精、醋各適量，食鹽少許。

【製作】將鯉魚去鱗和內臟，洗淨切成小塊；蔥、薑洗淨後拍碎切段待用；把蓽茇、川椒、鯉魚、蔥同放入鍋內，加清水適量，置武火上燒開，移文火上燉熬約40分鐘。加入香菜、料理酒、味精、醋即成，吃魚飲湯。

【效用】此湯菜以滲水利濕消腫作用而達到輕身的目的。

〔附〕正常人標準體重的簡便計算法：

嬰兒

1～6個月

標準體重（克）＝出生體重＋月齡×600

7～12個月

標準體重（克）＝出生體重＋月齡×500

兒童

標準體重（千克）＝8＋年齡×2

成人（18歲以上）

男性 標準體重（千克）＝身高（公分）－105

女性 標準體重（千克）＝身高（公分）－102

三、增肥

這裡所說的消瘦者，指體重低於標準體重10~20%，不是由於急、慢性疾病所致，無異常表現，也沒有特殊不適，醫學上稱爲體質消瘦。

體質性消瘦既然不是病態，就不必憂慮，不需要治療，可經飲食調理使消瘦者適當增肥。

〔消瘦者飲食原則〕

體質性消瘦者，應注意營養平衡。總熱量每日30~35千卡／公斤，蛋白質1~1.5克／公斤體重，並需攝入一定量的優質蛋白質，如牛奶、雞蛋、瘦肉、豆製品等。中老年體質消瘦者如果有氣虛、血虛、陽虛、陰虛等症狀，可在醫生指導下有針對性地適當進食一些滋補品。體質較弱者，應參加體能鍛鍊，選擇合適的運動方式，以增強體質。

體質性消瘦者無急性、慢性疾病而出現的食欲不佳（厭食），應注意膳食品種的均衡調配，經常換花樣，以避免單調。根據不同季節，挑選應時新鮮、美味清口的食物，如初春的嫩筍，入夏的西瓜，晚秋的蘑菇，嚴冬的蝦仁等。要講究烹調方法，突出色、香、味，選用助消化、增食欲的食品，如藕粉、山楂、水果等。另外還要改掉偏食、吃零食等不良飲食習慣，養成定時進餐的好習慣，還要注意不能忽視早餐的重要性。

有一些瘦人，胃比較小，大多想吃但承受不了。這時就應該採取「量少但能補益身體」的「合吃法」。下面介紹幾個這種合吃法供選用。

第一種，樹果（如杏仁等乾果）、雞肉、紅薯加圓辣椒，外加酸奶酪與果醬等甜食合吃。這種吃法營養豐富，含熱量很高。

第二種，粥、半熟蛋、熱水汆菠菜加油炸豆腐合吃。

第三種，米飯、豬肉加蔬菜合吃。米飯和豬肉富有熱量，搭配著再吃些蔬菜，可防體液向酸性發展。

第四種，麵條、蛋加大蔥合吃。麵條富有熱量（糖），但糖的分解必須有維生素B參與，而蛋類富有維生素B群，大蔥則又能提高維生素B_1的作用。

總而言之，瘦人想胖在飲食上要注意下列幾點：(1)多吃高能量食品。(2)多吃高蛋白食品。(3)多吃好消化食品。(4)要使礦物質、維生素等各種營養素保持均衡，搭配恰當。

〔增肥藥膳食譜〕

胡蘿蔔炒鵪鶉

【配料】鵪鶉2隻，胡蘿蔔200克，素油、蔥、薑、食鹽、料酒、醋、味精各少許。

【製作】先把鵪鶉放入水中淹死，去羽毛及內臟，洗淨血水，切成長1.5公分，寬1.5公分的方塊，蘿蔔洗淨後切成長1.5公分的塊狀待用。將炒鍋置大火上，倒上素油燒至八分熟，把鵪鶉先放鍋內，反覆翻炒，變色後再把蘿蔔加入翻炒，然後放入蔥薑末、料理酒、醋、食鹽各少許，加清水煮煨數分鐘後，待鵪鶉肉熟後調入味精即成，可佐膳。

【效用】此菜可補腎氣、壯腰膝、強身增肥。

香菇炒花椰菜

【配料】花椰菜250克，香菇50克，雞湯適量，蔥、薑、鹽、味精各少許，太白粉、素油少許。

【製作】取新鮮花椰菜掰成小塊，洗淨用熱水焯過待用，香菇亦洗淨切成小塊。炒鍋內放入少許素油，油熱後放入蔥薑末煸炒再放入花椰菜，略煸炒後即放入雞湯和香菇，加鹽少許。用小火燒煨至全熟後，調入味精，用太白粉水勾芡後起鍋裝置盤中即可。

【效用】香菇，味甘性平。熟食可補氣強身，益胃助食；花椰菜，味甘性平，健脾養胃，常食可強身健骨增重。

杜仲炒腰花

【配料】杜仲12克，豬腰子250克，料理酒、蔥、薑、醬油、白糖、醋、蒜、食鹽、味精各少許，素油適量，太白粉適量。

【製作】用砂鍋把杜仲加水熬煎出汁，取出約50毫升，放小碗內加料理酒、蔥、薑、蒜末、醬油、醋、食鹽、味精各少許，兌好碗汁備用。把炒鍋於旺火上燒熱，放素油燒至八分熟時放入腰花（豬腰子去筋膜洗淨去腥味，切成腰花），馬上翻炒，烹製到八分熟時，倒入對好的碗汁，用太白粉水勾芡至全熟，裝置盤中即可食用。

【效用】杜仲可補肝腎、強腰膝，豬腰子可補腎育陰。此菜有補肝腎、強筋骨之能。食之可以健體增肥。

禁忌：小兒忌食。

杜仲煲豬肚

【配料】杜仲40克，豬肚200克，食鹽、蔥、薑、花椒、味精各少許。

【製作】豬肚翻開洗淨去味後，切成1公分見方的小塊，杜仲亦洗淨切碎，二者同放入砂鍋中加適量的清水及食鹽、蔥、薑片、花椒等調味料，然後用文火煮湯，熟後還可調入味精服食。

【效用】豬肚與杜仲同用具有補虛損、強筋骨、益精血的效果。

薑汁牛肉飯

【配料】鮮牛肉100~150克，生薑50克，大米500克，醬油、花生油、蔥、薑各少許。

【製作】先將鮮牛肉洗淨切碎剁成肉糜狀，把生薑擠壓出汁約有兩調羹，放入牛肉中再放醬油、花生油、蔥末拌勻備用。把大米淘洗乾淨後用水煮至八分熟時撈出瀝水，與拌好的牛肉混合，再一同放於蒸鍋上隔水蒸20分鐘後即可。

【效用】牛肉與大米同食可強壯筋骨，病後脾胃虛弱、筋弱神疲者或營養性水腫的人食之尤佳。

黑芝麻小窩頭

【配料】栗子粉100克，白薯粉100克，小麥粉50克，何首烏粉、山藥粉、蓮子粉、榛子仁粉、黑芝麻各30克，白糖適量。

【製作】把栗子粉、白薯粉等上述各種粉類，混合在一起，加適量的清水和白糖和成麵糰，再做成小酒盅大的小窩頭，入蒸鍋蒸40分鐘即可。

【效用】強筋壯骨。

五加皮酒

【配料】五加皮、米酒各適量。

【製作】把五加皮用雙層紗布包裹嚴，放入廣口瓶內，注入米酒剛好浸泡過藥面爲止，加蓋密封；一個月後開封，瀝去藥渣飲用，每日飲1~2次，每次15~30毫升。

【效用】五加皮味辛甘性溫，可祛風濕、強筋骨，與酒泡服，常飲用有療效。

山藥粥

【配料】生山藥60克，大米60克，酥油、蜂蜜各適量，白糖少許。

【製作】把生山藥洗乾淨，去皮切碎加水煮爲糊狀，再將山藥糊用酥油和蜂蜜炒製攪拌，離火放涼後搗碎備用；另將大米洗淨加水煮成粥，放入上品溶化拌勻欲熟時加白糖少許即可。每日晨時飲用。

【效用】可補腎益脾、強筋骨、增體重、添食欲。

山楂粥

【配料】山楂30~40克（或鮮山楂60克），粳米100克，白砂糖10克。

【製作】將鮮山楂洗淨切碎入砂鍋中，加適量清水煎取濃汁。殘渣濾去後加入洗淨的粳米煮粥，待沸後調入砂糖，使之溶化即可服用。

【效用】具有促進消化、增加食欲、補脾和胃、消煩止瀉之效，可用於脾胃消化不良、營養吸收不佳者。

栗子粥

【配料】栗子仁50克，大米50克，鹽少許。

【製作】栗子去皮殼後取仁，大米淘洗乾淨，一同入鍋，加適量清水煮成稀粥，粥熟後調入食鹽少許，即可食用。

【效用】常食此粥能強健身體，促進食欲。

禁忌：陰虛火旺、大便秘結者，不宜多食。

炸黃瓜盒

【配料】黃瓜5條，牛（亦可用豬、雞）肉100克，硬麵包片（或饅頭片) 1片，麵粉、胡椒、麥冬各15克，高湯、食鹽、料理酒、醬油、味精、蔥、薑各少許。

【製作】①牛肉洗淨後剁成肉末，麵包片用水浸軟搗碎，麥冬洗淨用水浸泡一個半小時軋成粉。②上述各料拌和均勻後加蔥、薑末、胡椒粉、麵粉、料理酒、醬油、食鹽等調料製成餡備用。③黃瓜洗淨刮去內心，以熱水略燙3~4分鐘後，在其內側敷麵粉，再放入肉餡，兩頭也沾上麵粉，外側以麵粉裹糊，用熱油煎炸2~3分鐘取出。④鍋內放高湯加食鹽、味精、太白粉水勾芡，淋在黃瓜段上，即可食用。

【效用】此菜具有補虛益氣、強身壯體之效。尤其對病後體弱者更有效果。

四、肌膚增白

皮膚美是人體美的一個重要部分。食物對皮膚的新陳代謝功能、分泌功能及皮膚的營養狀況有著直接的關係。均衡的、科學的飲食營養，對人體有健美作用，可提供人體所需要的一切營養物質，保障人體的正常發育和皮膚細胞的新陳代謝，使皮膚光澤而滋潤，平滑而柔軟，細嫩而白皙。這正是許多人所追求的「皮膚美」的標準，也是青春美的體現。

〔增白肌膚的飲食原則〕

1.低鹽飲食：皮膚顏色的深淺與黑色素的多少有關。含黑色素較多的皮膚色黑。如果攝入食鹽過多，就會使皮膚變得更黑。這是因爲，攝鹽過多，鹽中含有黑色素，能改變皮膚的色素沈著，使皮膚變黑。攝鹽過多，還會影響人體的新陳代謝，並使皮膚變得粗糙。所以，經常從事野外工作的人員，會因分泌含鹽過多的汗水，經日照後，使皮膚更易發黑。故在飲食上應限制食鹽的過多攝入，同時多喝水，使鹽分儘快地排出體外。

2.多食花粉食品：花粉食品是一種新興的具有美化肌膚作用的食品。花粉中富含蛋白質和氨基酸，並含有豐富的維生素、微量元素及天然酶類。它們不僅能調節人體機能，還能改善皮膚組織，抑制色素沈著，延緩皮膚的衰老，具有使皮膚白皙的作用，經常食用，效果極佳。

3.選用抑制黑色素食品：蕃茄、山楂、桔子等是含有維生素C的蔬菜水果，捲心菜、花椰菜、葵花籽油、花生油等是富含維生素E的食品，這些食品均具有抑制黑色素生成的作用，可防止黑色素的沈著。

〔增白膚肌藥膳食譜〕

美容散

【配料】冬瓜仁500克，白酒1000毫升

【製作】將冬瓜仁用雙層紗布袋盛裝，紮緊袋口，投入沸水中，浸泡約5~10分鐘，取出曬乾後，再投入沸水，再曬乾，如此浸曬3次。然後再將浸曬過的冬瓜仁泡入白酒中，浸漬兩晝夜後，撈起曬乾，研成細粉末。每日早晚各服1次，每次6克，開水沖服。

【效用】光白皮膚，悅澤面容。

玉顏膏

【配料】玉竹1000克，白蜜250克。

【製作】選肥白玉竹切成粗末，加水煎煮，共煮3次，去滓，濃縮，加白蜜250克收膏，瓷壇封存。每日早晚空腹服30克，開水沖服。

【效用】養陰生津，潤膚玉顏。

芝麻白糖糊

【配料】芝麻、白糖各適量。

【製作】挑淨芝麻，略炒，與白糖搗碎，裝瓶備用。開水沖服或蘸饅頭食用。

【效用】可補肝腎，黑鬚髮，潤皮膚。能治療身體虛弱、皮膚乾燥等症。

牛奶粥

【配料】鮮牛奶500克，粳米50克，白糖100克。

【製作】將粳米淘洗淨，砂鍋中加水適量，微火煮粥，煮至米汁稠粘爲度。將鮮奶放入煮熟的稀粥中，再燒沸。放糖調勻，即可服食。

【效用】補虛損，益脾胃，潤肌膚。

玉容粉

【配料】西瓜仁250克，桂花200克，桔皮100克。

【製作】將上3味共研細末，飲後用米湯調服，每日3次，每次3克。

【效用】增白顏面肌膚。

胡桃粥

【配料】胡桃、粳米各適量。

【製作】將胡桃去皮研膏，再以適量水煮粳米，將熟時加入胡桃膏，煮熟即可，早晚空腹食用。

【效用】潤膚白顏，黑髮烏鬚。

雞蛋羊肉麵

【配料】白麵粉120克，雞蛋4個，羊肉120克。

【製作】先將羊肉剁細做羹，取雞蛋清和白麵粉做成麵條，加適量的蛋清麵條於沸水中，煮熟，再加調味料及羊肉羹。

【效用】潤膚白顏，黑髮烏鬚。

蓮子龍眼湯

【配料】蓮子30克，芡實30克，薏苡仁50克，龍眼肉8克，蜂蜜適量。

【製作】將上五藥加水500毫升，微火煮1小時即成。用少許蜂蜜調味，1次服完，將蓮子與湯同吃。

【效用】健脾益氣，補血潤膚，白面美容。

牛奶餅

【配料】鮮奶1000毫升。

【製作】將鮮奶放入鍋內，慢火加溫，不久牛奶上層生成一塊奶皮，即把火關小，將皮細心撈起，不要弄破，冷後奶皮會變得硬一些。撈後又將牛奶加溫，又成奶皮，將皮撈起，反覆多次，待奶成即止。

【效用】養心血，美容顏，白肌膚。

胡蘿蔔粥

【配料】胡蘿蔔、粳米各適量。

【製作】新鮮胡蘿蔔洗淨，切碎，同粳米煮粥。早晚空腹食用。

【效用】健胃補脾，潤膚美容。

脊肉粥

【配料】豬脊肉60克，粳米90克，食鹽、香油、川椒末各少許。

【製作】先將豬脊瘦肉洗淨，切成小塊，用香油烹炒一下，再加入粳米煮粥，待粥將成之時，加入調味料食鹽、川椒、香油再煮一、二沸即可，早晚空腹食用。

【效用】補中益氣，潤膚美容。

悅澤肌膚方

【配料】冬瓜子90~150克。

【製作】冬瓜子去皮搗爛調製爲小丸，空腹服30丸。

【效用】令皮膚白淨如玉。

核桃仁燉蠶蛹

【配料】核桃仁100~150克，蠶蛹50克（略炒過）

【製作】將核桃仁與蠶蛹置蒸碗內，隔水燉服。每日1劑，連服半月。

【效用】潤肌細膚，滋補養顏。

五、美容

臉部是人體最顯露的部位，可以表現一個人的精神面貌。臉部的美先天所賦固然重要，但後天的保護和滋潤也必不可少。紅潤、細嫩並富有光澤的臉部皮膚已成爲人們所追求的目標，常有人爲了一個美麗而健康的面容做出許多努力。使用護膚潤膚之類的化妝品固然有一定效果，但如果平時能夠注意飲食，也可促進和增強美容的效果。而且，對於使用含鉛等重金屬超標的化妝品和使用化妝品有過敏症的人來說，食療美容尤爲重要。下面介紹幾種常見臉部皮膚病，如粉刺、雀斑、蝴蝶斑及脫眉的飲食療法，並推薦多種臉部美容保健食譜。

〔臉部常見皮膚病的飲食療法〕

（一）粉刺

粉刺又稱「痤瘡」，是青春期男女多發性皮膚病。多由皮脂腺分泌旺盛引起排泄口阻塞，使球菌、毛囊蟲、座瘡棒狀桿菌繁殖，再加上游離脂肪酸刺激毛囊，導致皮膚炎性反應。由於目前尚無有效的靈丹妙藥，所以不少青年男女為之煩惱。在這裡介紹一種透過正確調理飲食達到防治粉刺的療法。

首先，患者應忌食辛辣刺激食物，同時注意少吃脂肪高的食物，如肥肉、芝麻、花生等；不宜食用糖精、砂糖、巧克力及各種甜食。

其次，患者大都有內熱，飲食中應選用清涼去熱的食物。如瘦肉、兔肉、蘑菇、木耳、菠菜、黃瓜、豆腐、豆芽菜等

最近國內外醫學界發現，用微量元素鋅和維生素A治療粉刺有顯著療效。因二者均有抑制上皮細胞過度角化的作用，可消除粉刺，調節皮脂腺、汗腺的分泌，減少酸性代謝產物對表皮的侵蝕而保護皮膚。在日常飲食中，食用含維生素A豐富的食物最有益，如瘦肉、蛋黃、肝、腎、牡蠣、沙丁魚、螃蟹、胡蘿蔔、土豆、黃豆和各種新鮮綠葉蔬菜。

此外，維生素B能促進細胞內生物氧化的進行，並參與糖、蛋白、脂肪的代謝。粉刺患者可適量服用複合維生素B。

（二）雀斑

雀斑是臉部一種黃褐色斑點，多見於女性。常自5歲左右開始，隨年齡增長而逐漸加重，至青春期達高峰。這對於正值妙齡的女性尤爲一件憾事。以下幾則食療方對清除雀斑有很好療效。

1.紅小豆研末，加三分之一米糖混合均勻，每次取5克，用紗布包好，浸在開水中，水涼後可取水擦拭患處，每天2~3次。

2.冬瓜瓤適量，搗爛取汁，塗患處，一日數次，治癒爲止。

3.早晚洗臉後，用鮮胡蘿蔔10~30克擦臉待乾後再用塗有植物油的手輕拍臉部，有除雀斑之效。若每天喝上一小杯胡蘿蔔汁，效果更佳。

4.將鮮芹菜洗淨，將根切開後用水泡上，次日取水洗患部。

5.江米粉40克，老陳醋、蜂蜜各20克，混合後製成面膜。先將患處用3%雙氧水溶拭，再塗上面膜，每日睡前一次，數日見效。

（三）蝴蝶斑

蝴蝶斑又稱「黃褐斑」，是發生於臉部的常見色素沈澱性皮膚病，男女均可發生，以女性多見。其發病原因主要包括以下幾方面：

1.內分泌功能失調：妊娠、月經不調或患有卵巢、子宮疾患的婦女易發生此病。若內分泌障礙消除，一般蝴蝶斑可逐漸消失。如妊娠3~5月開始發生的蝴蝶斑多於分娩後逐漸消失，稱為妊娠蝴蝶斑，多屬生理反應。

2.過度曝曬：夏季的強烈刺激性陽光，含有大量的紫外線，長期照射，可增加表皮內的黑色素細胞，進而色素沈澱形成蝴蝶斑。

3.慢性消耗性疾病：某些慢性消耗性疾病如腫瘤、結核、慢性酒精中毒等均可加速色素沈澱，誘發蝴蝶斑。

4.飲食中谷胱甘肽的缺乏：如果飲食中長期缺乏谷胱甘肽，可使皮膚內的酪氨酸活性增加，而使酪氨酸在此酶作用下加速生成黑色素。

5.某些代謝性疾病：隨著年齡的增加或因某些代謝性疾病，人體內過氧化脂質會逐漸增多，導致色素的加速沈澱。

一般說來本病不影響身體健康，輕者不必治療，重者除藥物治療外，應採取飲食療法，促其早日恢復。具體包括以下幾條飲食原則：

1.常食含谷胱甘肽的食物：蕃茄中含有豐富的谷胱甘肽，經常食用，可以抑制酪氨酸酶的活性，色素沈澱減退或消失。

2.常吃含維生素C的食物：維生素C可抑制皮膚內黑色素的形成。黃綠色蔬菜、山楂、桔子、酸棗均含有較豐富的維生素C。

3.常吃富含維生素E的食物：維生素E是一種抗氧化劑，可抑制過氧化脂質的形成，減少色素沈澱。捲心菜、花椰菜、葵花籽油、菜油、豆油、白芝麻等均富含維生素E。

（四）脫眉

脫眉的原因有很多種，應採用對症飲食療法。甲狀腺功能降低、微量元素鋅的缺乏、皮膚病等均可引起脫眉，甚至眉毛全脫。

1.甲狀腺功能降低引起的脫眉：可食用含碘鹽，多吃些海帶、海魚、紫菜等富含碘的食物，也可用芝麻與海帶拌食。

2.缺鋅引起脫眉：應多吃些含鋅的魚、瘦肉和肝以及堅果類食物，如核桃、花生、栗子等。也可採用以下食療方：

黑豆500克，加水1000毫升，以小火煮熟，冷卻後加適量精鹽，貯存於瓶內，每日服2次，每次6克。

透過補充這類食品，可使毛囊增多，皮下膠原組織密度增高，促進眉毛生長，不易再脫眉。

3.皮膚病引起脫眉：應儘快治癒皮膚病，使眉毛逐漸再生。

此外，年輕女子不宜拔眉，因拔眉損害毛囊易引起永久性脫眉，影響美容和健康。

〔美容保健藥膳食譜〕

薏仁百合粥

【配料】薏苡仁50克，百合（乾品）10克，白糖或蜂蜜各適量。

【製作】把薏苡仁和百合分別沖淨後，放鍋內加適量的水，煮沸後用微火再煮一小時即可食用。亦可加適量的白糖或蜂蜜調食。

【效用】可健脾益肺，美容健膚。對於皮膚扁平疣、雀斑、痤瘡、濕疹有一定療效。

天葵苡仁粥

【配料】新鮮的紫背天葵草50克（乾品只用15克），薏苡仁30克，淘米水適量。

【製作】將紫背天葵草、薏苡仁分別洗淨，用適量的淘米水煮半小時製成苡粥即成。服用時挑出紫背天葵草，勿食。此粥隔日服用一劑，一劑爲半小碗，分2次服完。

【效用】天葵亦即落葵，有清熱解毒，治瘡毒、悅澤人面的作用，與薏苡仁配製具有解熱毒、消粉刺的功效，並使臉面鮮華玉澤。

桃花酒

【配料】鮮桃花10朵，白酒一瓶（50度左右）。

【製作】取春季初開放的新鮮桃花10朵，用白酒浸泡3日，每次服10毫升，1日1次。

祛斑散

【配料】冬瓜仁250克，蓮子粉25克，白芷粉15克。

【製作】取冬瓜仁、蓮子粉、白芷粉一同研成細末，裝瓶備用。每日飯後用開水沖服一湯匙。需連服3個月。

【效用】白芷味辛性溫，長於潤澤肌膚；冬瓜仁味甘而性微寒，能使黑臉變白；常服此方可除雀斑、清潔顏面皮膚。

核桃湯

【配料】大豆300克，白芨10克，核桃仁10個，大米500克。

【製作】先將大豆、白芨一起炒熟磨成粉狀，再將核桃仁放碗內，加入開水浸泡5分鐘。然後將核桃仁與泡過一夜的大米混在一起，用檊麵棍將其檊碎，放入磁盆中，加水5~6杯，經過充分浸泡後，用紗布過濾。將濾好的汁倒入鍋內，加入3杯水，再把磨成粉末的大豆、白芨粉放入鍋內，加上白糖，煮成糊狀，即可逐日食用。

【效用】潤膚增顏，煥發容光。

潤面方

【配料】冬瓜子150克，桃花（乾品）120克，白楊樹片60克（亦可用橘皮代替），白開水20克。

【製作】將冬瓜子、桃花、白楊皮共同研成末混勻後裝瓶備用，飯後用開水沖服10克，每日服3次。

【效用】常用可使臉色紅潤，容顏悅澤。

櫻桃膏

【配料】鮮櫻桃1000克，白糖500克。

【製作】先把鮮櫻桃洗淨放入鍋內，加清水煮爛後，撈出果核後加白糖，拌勻，即可裝入瓷罐內待用。每日服用2次，每次服一湯匙，約爲5~10克。

【效用】櫻桃能夠補脾益氣，令人氣色美好；常久食用能補血養顏、滋潤皮膚。

佛手燉筍尖

【配料】鮮佛手柑20克，筍尖200克，生薑10克，食鹽、味精少許。

【製作】將鮮佛手柑、筍尖、生薑都切成片，一同放入砂鍋內加適量的清水，煮透後加入少許食鹽、味精，調勻後食用。

【效用】常食此方對減少或消除婦女臉部蝴蝶斑有較好效果。

香椿拌豆腐

【配料】香椿嫩葉（或水發乾葉）100克，豆腐200克，食鹽、味精少許。

【製作】把香椿洗淨，鹽醃後切成碎末，豆腐蒸後放涼，將香椿與豆腐相拌，加少許鹽和味精即可食用。

【效用】常食此方可使臉部的粉刺逐漸清除。

宮爆兔肉丁

【配料】兔肉200克，花生米50克，素油或白油250克（實耗50克），辣醬、白糖、料理酒、蛋清、蔥、薑、味精、太白粉各適量。

【製作】花生米炸熟備用；把兔肉切成小肉丁用清水浸泡半小時後取出，用太白粉、蛋清液、料理酒、味精、蔥薑末漿好，放入熱油鍋炒熟後瀝出油，放入少許油煸炒辣醬，約一兩分鐘後即放入白糖、料酒及兔肉丁、花生米，翻炒用太白粉水勾芡即可。

【效用】有補脾胃、益氣血作用，常食用可使面色紅潤、肌膚白嫩。

桂花兔肉

【配料】兔肉150克，雞蛋一個，白油500克，桂花醬、太白粉、麵粉、蘇打各適量，食鹽、料理酒、白糖、味精、醬油、蔥薑絲各少許。

【製作】①鮮兔肉切成大片（長一寸半，寬六分，厚六分）裝碗，用蘇打粉浸泡半小時後漂洗3次，以除殘鹼。再擠去浮水，加料理酒、醬油煨製片刻，粘麵粉備用。②雞蛋做成雞蛋糊，把粘麵粉的兔肉片逐片拖蛋糊，放入白油鍋內炸成金黃色。③用高湯、食鹽、料理酒、白糖、桂花醬兌碗汁，加蔥薑絲放入鍋內，即倒入炸好的兔肉片，加醋，翻炒勾芡，起鍋裝盤即成。

【效用】補氣活血，美顏益容。

豬肉皮凍

【配料】豬肉皮100克，醋、醬油、蒜、味精等調味料各適量。

【製作】取潔淨的豬肉皮放鍋內，加入適量清水和少許醬油，用文火熬出肉皮膠，放涼成凍，取出切成片，放醋和拍碎的大蒜及少許味精拌勻即成。

【效用】豬皮中所含的膠原蛋白質有利皮膚的潤澤，常食可美容顏。

馬齒莧炒黃豆芽

【配料】馬齒莧100克，黃豆芽250克，食鹽、味精、醬油、太白粉等調味料各適量。

【製作】將馬齒菜、黃豆芽分別洗淨，把黃豆芽掐去根，炒鍋內放入少量素油。待油七、八分熱時，放入黃豆芽翻炒，炒至七分熟時放入用沸水燙過的馬齒莧，再加適量清水悶熟，放適量的食鹽、醬油、味精，最後用太白粉水勾芡即可。

【效用】馬齒莧，清熱解毒；黃豆芽，補脾益氣，常食此方可有益於容顏。

黃豆芽湯

【配料】新鮮黃豆芽適量。

【製作】用新鮮黃豆芽煮湯。連湯一同食用，不可放鹽，一日三餐均食。以不限量吃飽爲止，不可再吃其他食物及油料，連吃3日方可吃其他主食，但仍以黃豆芽製菜食用，可用少許素油，連服一週後生效。

【效用】黃豆芽可補脾益氣，清熱解毒。連吃一週可治瘊子，護膚健美，其效果甚好。

素炒胡蘿蔔絲

【配料】胡蘿蔔200克，素油20克，精鹽、味精各少許，蔥絲少許（亦可不用）。

【製作】將胡蘿蔔洗淨後切成細絲備用；炒鍋內放入素油待油熱後放蔥絲略煸炒即放胡蘿蔔絲翻炒，快熟時加入精鹽、味精炒勻即可盛出裝盤，可常食。

【效用】有健脾行氣消食作用，並可潤膚美容。

六、美髮

頭髮除了對人的頭部有保護作用並具部分生理代謝功能外，還有一定的美容作用。烏黑油潤的秀髮可使人顯得瀟灑、年輕、有活力。現代醫學則認爲，人體的健康狀況決定了頭髮的壽命和色澤。因此，爲了保護頭髮，除了保持心情舒暢，身體健康，做到生活規律化，堅持鍛鍊外，還要注意日常飲食調理。要經常補充一些頭髮生長必須的營養物質，保持頭髮的正常生理功能，以發揮美容作用。這一點對於年輕人及老年人都是十分必要的。

〔美髮的飲食原則〕

1.保持精神愉快，注意休息：頭髮發黃分叉，白髮早生，特別是「少白頭」，即青少年白髮。其主要原因是過度勞累，精神憂鬱，長期過度消耗體力和精力。因此保持心情舒暢，注意適當地休息對於美髮是非常重要的。

2.注意加強營養，少吃甜食：注意平時多吃些動物肝臟、瘦肉、芹菜、油菜、蘑菇、柑桔、鳳梨等綠葉蔬菜和水果，並可選用菜肴配伍食用，如里脊炒油菜、燴蘑菇、炒肝尖等。如果頭髮乾燥無光澤，易折斷，脆性大，則可能因爲缺乏某些維生素和礦物質所致。爲了改善這種情況，應多吃些植物油和富含蛋白質、碘及維生素A的食物，如海藻類食品、肉類、蛋類、豆類、乳類及新鮮蔬菜。「少白頭」主要由於缺乏維生素B_1、B_2、B_6及微量元素銅，飲食上可多吃些麥片、花生、香蕉、杏乾、雞蛋、黑芝麻、魚肝油、豆類、堅果類、海產類、粗糧、蔬菜等。

3.常食美髮食品：（1）富含碘的食品：頭髮是否光澤油亮，是由人體內的甲狀腺所分泌的甲狀腺激素多少決定的。碘是合成甲狀腺激素過程中必不可少的物質，故經常吃富含碘的食物，如海帶、紫菜等可使頭髮光亮秀美。（2）富含銅、鐵的食品：頭髮含有銅元素和鐵元素，它保持頭髮油亮，故應常食富含銅、鐵的食物，如蕃茄、土豆、菠菜、芹菜等。（3）富含硝硫的食品：如蛋類、奶類及大豆製品，是保持秀髮的理想食品，經常食用，同時還可補充大量優質蛋白質。（4）富含胱氨酸、甲硫丁胺酸的食品：主要有芝麻、花生、黃豆、核桃等食品。

以上這些食品可謂「頭髮食品」：對於保持頭髮光亮油黑最有效，經常食用定能保持頭髮秀美。

〔美髮的藥膳食譜〕

潤髮海參鮑魚羹

【配料】海參1000克，鮑魚肉500克，竹筍50克，瘦豬肉湯適量，食鹽、味精、料理酒少許。

【製作】海參洗淨後切成條（長一寸半、寬二分），鮑魚發好後切成絲，竹筍切成片，同放入砂鍋內，加入適量的豬肉湯用文火煮熟。再加入食鹽、味精、料理酒、蔥薑絲各少許，加太白粉水攪拌均勻即可。待晾涼成羹食用。

【效用】海參可補腎益精血，鮑魚滋陰補虛益精，配竹筍制羹常食之能潤髮明目。

槐子潤髮方

【配料】槐樹子4枚。

【製作】農曆十月上旬內，取槐子去皮晾乾，納入新瓶內，封口五至七日，初服1枚，再服2枚，以後日加1枚，至10日後又從1枚起，終而復始。

【效用】槐子又稱槐米，味苦而性微寒，入肝、大腸經，長期食用可防止脫髮且能明目。

枸杞粥

【配料】枸杞子15克，粳米50克。

【製作】將枸杞子和梗米洗淨後加水適量，共煮粥食用。

【效用】枸杞子可滋肝補腎，常食此粥可補血烏髮。

芝麻粥

【配料】黑芝麻粉30克，大米100克，砂糖少許。

【製作】將黑芝麻挑淨雜質碾成粉，大米洗淨一同入砂鍋內加清水煮食，加入砂糖調味。

【效用】每日晨起作早餐食之，久服可烏髮，亦有抗衰老的作用。

芝麻核桃粥

【配料】黑芝麻500克，核桃仁200克，白糖適量。

【製作】先將黑芝麻放鍋內用小火炒香，盛出放涼後，加入核桃仁共同磨細，裝瓷瓶內備用。食用時，取兩匙勺再加適量的白糖，以開水沖成糊狀服食。

【效用】可以滋補肺腎，補氣血，黑鬚髮。

女貞子酒

【配料】女貞子（乾品）250克，米酒500毫升。

【製作】將女貞子洗淨後泡入米酒中，裝瓷瓶密封，浸泡一個月後，啓封飲用，每天1~2次，按個人酒量酌飲。

【效用】女貞子味甘性涼，入肝腎經，補腎益肝，烏髮明目；常飲此酒能夠補肝腎，黑髮黑鬚，並能治療神經衰弱。

豬心蒸柏子仁

【配料】豬心1個，柏子仁10克。

【製作】將豬心洗淨後切開，將柏子仁洗淨曬乾後研成細末，放入蒸籠中蒸熟後食用。

【效用】柏子仁具有活血養血、養髮榮膚之功，與豬心共食可治頭髮早白。

瓜子散

【配料】瓜子1000克，白芷、當歸、川芎、甘草各100克。

【製作】將瓜子、白芷（去皮）、當歸、川芎、甘草等藥搗碎過篩製爲散，每次飯後以湯或水沖服，一日3次，可以長期隨意服用。

【效用】具有補虛活血，養髮榮膚之功；長年服用始有抗衰老，潤澤毛髮之效。

芝麻椹蜜膏

【配料】黑芝麻250克，鮮桑椹250克，蜂蜜適量。

【製作】將黑芝麻、桑椹洗淨後搗爛，加蜂蜜少許調勻，放置瓶中備用。每日服3次，每次6克，白開水送服。連服3個月。

【效用】滋陰清熱、補益肝腎。常食之可潤髮黑髮。

芝麻大棗膏

【配料】黑芝麻、大棗取用比例爲2：1。

【製作】黑芝麻經九蒸九曬後研成末狀，將大棗去核搗成泥狀。再把黑芝麻米與大棗泥調成膏即成。每日早晚各服10克，直至白髮、枯黃髮變爲黑髮。

【效用】補腎益脾，可使黃枯髮變光亮潤澤，白髮變黑。

三豆烏髮米糕

【配料】蠶豆、黑豆、赤小豆各等分，糯米、糖桂花、果脯料、香油各適量。

【製作】先用清水把蠶豆、黑豆、赤小豆泡發，發脹後把蠶豆去皮，連同黑豆、赤小豆一起放在砂鍋內加適量的清水，用文火煮熟爛後，用湯匙壓碾成泥，加適量蜂蜜調和成餡泥備用；再取適量糯米淘淨放瓷碗裡加清水蒸熟，把熟糯米飯與和成的餡泥分層放在紗布上，壓平切成小塊即成。在米糕中間及上面還可以撒少量糖桂花和果脯料。

【效用】黑豆，利水消腫、清熱解毒、調中強身；赤小豆，健脾利水、清利濕熱；蠶豆，清熱利濕、健脾澀精。三豆和用可防止鬚髮早白、枯燥，且對面瘡亦有效果。

七、生髮

脫髮是人體生理代謝過程中的正常現象，可是如果成人脫髮每天超過30根以上時，就應考慮是其他異常因素所致，引起脫髮的原因主要有以下三個方面：

1.蛋白質缺乏：優質蛋白質有預防血管軟化，促進毛囊血液循環，保持毛髮營養，防止髮根乾燥萎縮、變脆易脫落等作用。如果成年人每日攝入的蛋白質量低於1克／公斤體重時，就可能引起脫髮。

2.因體內嚴重缺鋅：缺鋅使蛋白質合成不足，進而引起脫髮。

3.可能患有脂溢性皮炎引起脫髮。

〔生髮的飲食原則〕

爲了防止毛髮早脫和早禿，除應戒除不良的飲食習慣，如暴飲暴食及酗酒。要保持樂觀情緒，保持充足睡眠，加強體能鍛鍊，還應在日常生活中多食富含優質蛋白質和富鋅食物，如奶類、蛋類、動物肝臟、魚類、骨頭湯、核桃、海藻類食品等。進入中老年期，還要注意選食能防毛髮早衰並促進毛髮再生的富含維生素E的食物，如捲心菜、黑芝麻等。食物宜清淡，多吃蔬菜、水果，防止便秘。吸煙會影響毛乳頭的血液循環，對頭髮生長產生不良影響，適量飲酒對毛髮生長無害，但應注意節制，過量飲酒，不利毛髮生長，易致脫髮。

〔生髮藥膳食譜〕

首烏核桃燉豬腦

【配料】何首烏30克，核桃仁30克，豬腦適量，蔥絲少許（亦可不用），精鹽、味精各少許。

【製作】何首烏30克水煎，棄渣取汁；用汁煨核桃仁和豬腦，熟後加鹽、味精調味，連湯吃盡，每日或隔日1次，直至長出新髮。

【效用】具有補肝腎、益精血、生髮、抗早衰的效果。

天麻魚頭

【配料】鯉魚一條（500克以上），川芎10克，茯苓10克，天麻25克，精鹽、味精少許。

【製作】將鯉魚刮鱗，棄內臟，剖成兩半，橫切成八塊，魚頭也切八份，分裝八碗。川芎和茯苓各切成片，以淘米水浸泡。再放入天麻，泡4~9小時後取出天麻，置米飯上蒸透，取出切成薄片，分放盛魚的碗中。再將調味料放入高湯適量，淋在魚塊上，放蒸器中蒸熟，根據個人口味放入精鹽、味精調味食用。早晚各一次，每次一碗，連吃20餘天，直至長出新髮。

【效用】活血祛風，養血生髮，還可健脾和中，補益肝腎。

黑芝麻醬

【配料】黑芝麻500克，精鹽少許。

【製作】取黑芝麻炒熟，放入小磨內加水磨醬，再放鍋內加少許鹽熬片刻，夾麵包或饅頭食用。長食可生長和防止脫髮。

【效用】對髮落不生、斑禿、脂溢性脫髮均有療效。

桑椹蜜丸

【配料】鮮桑椹（或桑葉）100克，黑芝麻500克，蜂蜜適量。

【製作】把桑椹（或桑葉）洗淨，曬乾研末；將黑芝麻磨成粉，分別盛在陶瓷罐中。將桑椹（或桑葉）粉、芝麻粉混合，加入適量蜂蜜，揉成10克重的圓丸。早晚各服1丸，溫開水送服。

【效用】補益肝腎，滋陰清熱，長服可烏髮、生髮。

仙人粥

【配料】何首烏30~60克，粳米100克，紅棗3~5枚，紅糖或白糖少許。

【製作】在砂鍋中把何首烏煎取濃汁後撈出殘渣，把煎取的濃汁連同洗淨的粳米、紅棗及適量清水一同入砂鍋中用文火熬粥，待熟後加少許紅糖或白糖調勻，再煮沸一、二次即成。此粥每日溫熱服用1~2次，7~10日為一個療程。

【效用】可補肝腎、益精血、健脾胃強筋骨、烏頭髮，可使頭髮枯燥發黃者變黑；常食此粥能生髮駐顏，使人如生仙態。

【禁忌】熬製此粥忌用鐵鍋，亦忌冷服、與蔥蒜同食；大便溏泄者不宜食用。

地黃酒

【配料】生地黃（乾品）60克，白酒500克。

【製作】先將生地黃洗淨，泡入白酒內封固，浸泡7天以上，此後方可啓封飲用。每一次一小盅，以晚飯後臨睡前飲之為最佳。

【效用】此酒可舒筋活血脈，補虛弱；使因陰血不足而生白髮變黑，並防止脫髮，頭髮再生。

枸杞酒

【配料】枸杞子1200克，高粱酒1200克，生地黃1800克。

【製作】農曆十月採摘紅熟的鮮枸杞子（亦可用乾品），把枸杞放入高粱酒中，瓷瓶內浸泡三、七日後，再添加鮮生地榨取的汁液三公升（約1800克）。上述過程在立冬前完成，然後密封存放至次年立春前開瓶。空腹時暖飲一盅（約30克左右）。

【效用】枸杞子可滋補肝腎，益精明目；配以生地黃泡酒飲之能使毛髮再生，白髮變黑。

【禁忌】忌與蔥、蒜同吃，忌於立春後開瓶飲用。

黃精酒

【配料】黃精、蒼術各2000克，柏葉、枸杞根各2500克，天門冬1500克，酒麴5000克，糯米50公斤，白酒5公斤。

【製作】先將黃精、蒼術、枸杞根、柏葉、天門冬加足量清水煮汁百斤，和酒麴、糯米如常法釀酒。每次飲一小盅（約30克左右）。家庭可按上述配料比例成量配製。亦可取黃精200克浸泡在5公斤的白酒中，密封7日後飲用，每次亦飲一小盅（約30克左右）。

【效用】黃精可益精髓；蒼術燥濕健脾；枸杞根涼血補腎；柏葉涼血，烏髮、生髮；天門冬養陰滋腎。共同配製成酒飲用，具有潤血燥，生烏髮的作用。

何首烏煮雞蛋

【配料】何首烏100克，雞蛋2個，蔥、薑、食鹽、料理酒、味精各少許，豬油適量。

【製作】把何首烏洗淨切長4寸、寬5分的塊狀，把生雞蛋（連殼洗淨）、何首烏同放入鋁鍋內，加適量清水，再放蔥薑片、食鹽、料理酒等調味料。將鋁鍋放於武火上燒沸，改文火熬煮至熟，把雞蛋取出用清水浸泡片刻，除雞蛋殼，再放回鍋內煮2分鐘。食用時加味精少許，吃蛋喝湯，每日服用一次。

【效用】具有補肝腎、益精血、抗早衰的效果。還適用於血虛體弱、頭暈眼花、遺精、脫髮等症。

生髮蜜膏

【配料】制首烏200克，茯苓200克，當歸、枸杞、菟絲子、牛膝、補骨脂、黑芝麻各50克，蜂蜜適量。

【製作】將除蜂蜜外的諸藥均加水浸泡透發後，再放入鍋內加水煎煮，每20分鐘取煎液一次，共取3次。合併3次所取煎液加熱濃縮，至稠粘如膏時，加蜂蜜一倍，調勻加熱至沸開後離火，待冷卻後裝瓶備用。每次1湯匙以沸水沖化後即飲之，每日服2次。

【效用】制首烏補肝腎、益精血；茯苓健脾和中；當歸補血活血；枸杞補益肝腎；菟絲子、補骨脂均爲補腎壯陽之藥。另外據臨床報導：補骨脂對白癜風、禿髮有一定療效；牛膝可活血袪瘀。諸品配製成膏，具有烏髮、生髮的效果。

禁忌：感冒初期脘腹脹滿者不宜服用，孕婦忌食。

八、益智

腦是身體的最重要部分，是人得以生存和從事各種活動的中樞，若營養缺乏，會嚴重影響腦的功能。在決定腦功能優劣的因素中，雖然有遺傳、環境等，但80％以上起決定作用的是營養。就是說，要使腦的功能良好，必須經常食用含有良好營養成分的食物。

由於4歲時腦的發育已經完成90％以上，因而應儘量在4歲以前開始用健腦食物；若能在胎兒期的3個月開始，便由母親按健腦食物的要求，供給大腦健全發育所需要的營養則更爲理想。此外，孩子4歲以後，腦也仍然有10％的量在繼續發育。對僅有的這10％，家長們也萬萬不可失去希望。只要妥善安排健腦飲食，即使過了4歲也能通過健腦食物大大提高兒童的智力。

〔益智的飲食原則〕

1.一日三餐要均衡安排：均衡安排食物數量和品質，對於保障身體健康，保持大腦良好的功能狀態是十分重要的。

早晨不宜空腹或飲食過量，早餐不能僅吃澱粉類，應當吃有足夠量的脂肪和蛋白質，尤以蛋白質爲重要。由蛋白質、脂肪和澱粉類組成的混合性食物，經過消化吸收後所產生的糖能夠緩慢均衡地進入血液，滿足人一天工作的需要。

2.要葷素搭配，營養全面：從營養學的角度來說，動物食品和植物性食品各具特色。動物蛋白大多是完全蛋白質，動物脂肪裡含有較多的維生素A和D。

植物性食品中的蛋白質一般說來量少質差，但植物食品可以爲人體提供大量維生素、糖和纖維素。植物脂肪中又含有豐富的維生素E、K和必須的脂肪酸。只有葷素搭配，統籌兼顧，才能揚長避短，互爲補充。據實驗證明，植物性食品與動物性食品配合比例大體爲3：1，才能平衡食物中的氨基酸。

3.養成寧淡勿鹹的飲食習慣：吃鹽過多，易使人患高血壓、冠心病、腦溢血甚至癌症。一般說來，每人每天從食物中攝取鹽量最多不宜超過10克。

4.要「四多兩少」，強身健腦：爲避免因飲食不當而造成對大腦和身體的不良影響，應遵守「四多兩少」的原則去安排飲食生活，對於兒童和青少年來說，更應如此。(1)多吃粗糧，可以獲得豐富的維生素B群。(2)多吃蔬菜和水果、硬果，其含有多種維生素、不飽和脂肪酸等，對大腦有益。(3)多吃植物蛋白、植物脂肪，如豆類、花生等食物，這對完善腦細胞結構、發揮腦細胞的正常功能有作用。(4)多吃含鈣的食物。身體有足夠的鈣質，可以鎮靜和強化腦神經，保持腦細胞的正常。

所謂「兩少」，是少吃脂肪，少吃糖。熱量過剩，脂肪堆積不利於腦的正常功能和發育。

〔益智的藥膳食譜〕

黑木耳芝麻茶

【配料】黑木耳60克，黑芝麻15克。

【製作】先把炒鍋燒熱後，放入30克木耳不斷翻炒，待木耳顏色炒至由灰轉黑帶焦味時裝入碗待用；再將黑芝麻炒出香味，摻入約1500毫升的清水，同時投入生、熟木耳，用文火燒沸30分鐘後即可離火，以雙層沙布過濾取出其液飲用。每次飲用100~120毫升。

【效用】黑木耳能補氣益志，黑芝麻能補益肝腎、益氣健腦，製茶常飲善於健腦益智。

炒鵪鶉

【配料】鵪鶉2隻，胡蘿蔔2000克，油菜葉、蔥、薑、食鹽、料理酒、味精、醋各適量。

【製作】先把鵪鶉用水淹死，退去羽毛除去內臟洗淨，切成方塊；胡蘿蔔亦洗淨切成小方丁備用。將炒鍋燒熱，用熱油翻炒鵪鶉塊，再加蘿蔔塊混炒片刻後，加入蔥薑末、料理酒、食鹽等調味料調味，放適量油菜葉、太白粉水勾芡，食前調入少許味精即成。

【效用】益中補氣增進智力。

枸杞葉炒豬心

【配料】枸杞葉150~200克，豬心1個，花生油25克，食鹽、味精少許。

【製作】取豬心1個洗淨切成小片，枸杞葉洗淨，備用。炒鍋內放花生油燒熱後隨即放入豬心片和枸杞葉，翻炒至熟，加入食鹽、味精調味即可用於佐膳服食。

【效用】枸杞葉可滋養強壯，清血解熱，健胃。豬心能補心氣、

安神態。經常食用能補心

山藥烏魚卷

【配料】烏賊魚500克，山藥50克，蔥薑絲、蒜末、素油、食鹽、胡椒粉、黃酒、香油、味精、水定粉各少許。

【製作】①將烏魚除去內臟、頭鬚（乾品可事先泡發）。洗淨後將板肉部切麥穗花刀，再切成長4公分、寬3公分的長方形待用，山藥洗淨去皮切成一寸長條薄片。 ②炒鍋內放入少許素油，燒至七分熱，放入蔥薑絲、蒜煸炒，出香味後加入用開水燙過且瀝去水的烏魚卷，再加入山藥片；取小碗，碗內放入食鹽、味精、黃酒、胡椒粉、太白粉水調出碗汁，倒在炒鍋內，此後翻炒淋少許香油於其上，盛出裝盤即可服食。

【效用】烏賊魚熟食能益氣生血，滋陰保精；山藥有健脾益氣、固腎益氣的作用。本菜以益氣健脾固精的作用而達到益智的目的。

杞子燉羊腦

【配料】枸杞子50克，羊腦一副，蔥薑、食鹽、料酒、味精各適量。

【製作】將枸杞子和羊腦分別洗淨後（羊腦不可弄破），二物同放入鋁鍋內，加清水適量放入食鹽、蔥薑片、料酒，隔水燉熟食用時再加入少許味精即可。

【效用】羊腦補虛安神益腦；枸杞子可補益肝腎。此方具有益腦安神、強身之效。適用於脾血虛的頭痛、眩暈、癲癇等症。對腎氣虛衰病症亦有一定效果。

益智肉羹

【配料】益智仁10克，牛肉或瘦豬肉50克，醬油、食鹽、蔥、薑、香油、味精各少許。

【製作】取新鮮牛肉或瘦豬肉洗淨，剁成肉末，益智仁洗淨切碎，蔥、薑亦切成細末，一同放入瓷碗中，放醬油、食鹽、味精等佐料各少許，以及適量的清水，放在蒸鍋上隔水蒸成肉羹，吃時滴少許香油即成。

【效用】益智仁能溫脾胃而和中，暖陽而固下；牛肉補脾胃、益氣血。兩物合食具有健胃益脾，補腦安神之效。

棗米粥

【配料】糯米200克，大棗50克。

【製作】將糯米、大棗分別洗淨，一同放入鍋中加適量清水煮熟即可食用。

【效用】具有補虛損、潤臟燥之效，久食有益於身體，可益智安神。

荔枝粥

【配料】荔枝5~7個，大米或糯米100克。

【製作】大米或糯米洗淨，荔枝去殼及核，一同放鍋內，加適量清水煮爲稀粥即服食。

【效用】荔枝能溫陽益氣，生津養血，與大米煮粥食用具有補肝腎、健脾胃、益氣血之功效，能夠通神、益智、健氣。

龍眼茶

【配料】龍眼肉10克，蜂蜜一匙勺（約5克），茶葉少許。

【製作】龍眼肉（乾品）去殼、去核留淨肉10克，與少許茶葉同放入茶杯內，用開水沖泡片刻後，水變溫後再加一匙勺蜂蜜，拌勻即可飲用，喝完後可連續飲用，隔日需重新沖服。

【效用】常服食具有益腦長智、補血、安神的作用。

【禁忌】內有痰火及濕滯飲停中滿者，不宜食用。

聰腦茶

【配料】炒決明子250克，甘菊、夏枯草、橘餅、何首烏、五味子各30克，麥冬、枸杞子、桂圓肉各60克，黑桑椹120克。

【製作】將炒決明子、甘菊花、夏枯草、橘餅、何首烏等十味中藥共製粗末待用。每次取用15克，沸水沖泡後代茶飲用。一日可用2次。

【效用】炒決明子、甘菊花、夏枯草可清肝火；何首烏、五味子、麥冬、枸杞子則善於滋養腎陰；桂圓肉可開胃益脾、補虛長智；黑桑椹能滋陰補血。諸物合用可以清肝明目，滋陰養陰，榮腦益智。

附表

具有獨特保健作用的食物

效用分類	作用	食物
聰耳	增強、改善聽力。	山藥、蓮子、蜂蜜、芥菜、荸薺、蒲菜。
明目	增強、改善視力。	豬肝、羊肝、胡蘿蔔、野鴨肉、青魚、鮑魚、螺螄、山藥、川椒。
生髮	促進頭髮生長。	核桃仁、白芝麻、韭菜子。
潤髮	使枯燥頭髮變得潤澤光亮。	魚。
黑髮	使早白早黃的頭髮顏色變黑。	黑芝麻、核桃仁、大麥。
生鬍鬚	使男性鬍鬚生長旺盛。	鱉肉。
健齒	使牙齒堅牢、潔白。	花椒、蒲菜、萵筍。
減肥	減輕體重，使肥胖者恢復正常體態。	菱角、大棗、桂圓肉、荷葉、燕麥、青粱米、冬瓜。
增肥	使身體消瘦者體重增加。	小麥、粳米、酸棗、葡萄、藕、牛肉、山藥、黑芝麻。

效用分類	作用	食物
美容	潤肌膚、助顏色、改善臉部皮膚失健情況，使面 容變得健美。	櫻桃、荔枝、黑芝麻、山藥、枸杞子、松子、牛奶、荷蕊。
健腦	益智營養大腦、增強思維能力。	核桃、百合、山藥、粳米、蕎麥、鳳梨、荔枝、桂圓、大棗、烏賊魚。
安神	使精神安靜、有利於睡眠。	蓮子、酸棗、百合、梅子、荔枝、桂圓、山藥、鵪鶉、黃花魚、牡蠣肉。
提神	減輕疲倦、增強精神。	茶、蕎麥、核桃。
強壯增力	強健體質（筋骨、肌肉等）、增強體力。	蕎麥、大麥、栗子、酸棗、桑椹、黃鱔、食鹽。
耐饑餓	使人承受饑餓，延長進食間隔時間。	蕎麥、松子、香菇、菱角、葡萄。
增食欲	增進食欲、加強消化力。	蔥、薑、蒜、韭菜、胡蘿蔔、白蘿蔔、辣椒、胡椒、芫荽。
壯陽	調整、增強性機能，使陽痿、早洩等性機能失調恢復正常。	核桃仁、栗子、羊肉、鹿肉、鹿鞭、海蝦、海參、鰻魚、蠶蛹、韭菜、花椒、櫻桃、鳳梨。
養胎	安胎、保胎，增強孕胎能力。	檸檬、葡萄、黑母雞、雞蛋、鯉魚、鱸魚、海參、鹿骨。

國家圖書館出版品預行編目資料

吃對了一定不生病／趙安民主編.
初版－－ 台北市：知青頻道 出版；
紅螞蟻圖書發行，2007〔民 96〕
面　　公分，－－(健康 IQ :14)
ISBN 978-986-6905-61-2(平裝)

1.藥膳 2.食療
413.98　　　　96015306

健康 IQ 14
吃對了一定不生病
主　　編／趙安民
發 行 人／賴秀珍
榮譽總監／張錦基
總 編 輯／何南輝
特約編輯／林芊玲
美術編輯／林美琪
出　　版／知青頻道出版有限公司
發　　行／紅螞蟻圖書有限公司
地　　址／台北市內湖區舊宗路二段121巷28號4F
網　　站／ www.e-redant.com
郵撥帳號／1604621-1　紅螞蟻圖書有限公司
電　　話／(02)2795-3656（代表號）
傳　　真／(02)2795-4100
登 記 證／局版北市業字第796號
港澳總經銷／和平圖書有限公司
地　　址／香港柴灣嘉業街12號百樂門大廈17F
電　　話／(852)2804-6687
新馬總經銷／諾文文化事業私人有限公司
新加坡／ TEL:(65)6462-6141　FAX:(65)6469-4043
馬來西亞／ TEL:(603)9179-6333　FAX:(603)9179-6060
法律顧問／許晏賓律師
印 刷 廠／鴻運彩色印刷有限公司
出版日期／2007年 9月　第一版第一刷

定價 270 元　港幣 90 元

ISBN 978-986-6905-61-2　　Printed in Taiwan